AF500566

RECHERCHES

SUR PLUSIEURS POINTS

D'ANATOMIE

PAR

Le docteur J.-B.-F. FROMENT,

Prosecteur des hôpitaux,
Membre de la Société médico-chirurgicale de Paris, de la Société
médicale du premier arrondissement.

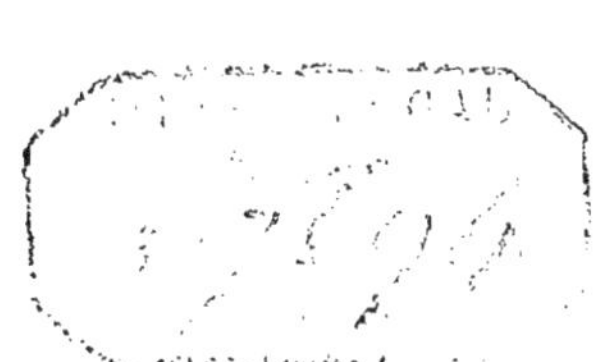

PARIS,

MÉQUIGNON-MARVIS, LIBRAIRE-ÉDITEUR,

3, RUE DE L'ÉCOLE-DE-MÉDECINE.

1853.

Paris. — Imprimerie de L. Martinet, rue Mignon, 2.

Divers points d'anatomie, jusqu'ici mal connus ou même encore inconnus, seront pour nous l'objet de mémoires successifs, sous le titre de *Recherches sur plusieurs points d'anatomie*. Ce premier travail concerne principalement l'anatomie de la main et du pied, les phalanges étant le sujet de descriptions dont l'étendue semblera peut-être longue. Mais nous n'exposerons que des faits, et en anatomie tout nouveau fait bien constaté nous paraît un progrès au profit plus ou moins direct des malades, ou de la physiologie, ou de la médecine légale, etc. Ainsi, les caractères distinctifs des phalanges peuvent servir au médecin légiste dans certains cas donnés. Ces caractères seraient encore utiles s'ils n'avaient d'autre application que d'empêcher qu'à l'avenir, dans nos musées, les os d'un côté du squelette ne se trouvent placés du côté opposé, sans que les anatomistes eux-mêmes puissent corriger cette erreur de lieu.

Dans nos recherches, nous procédons souvent par voie de statistique, mode d'investigation d'une valeur incontestable en anatomie, mais qui exige de nombreuses préparations; on verra le grand nombre de celles qui nous étaient nécessaires, et que nous avons dues en partie au concours zélé de notre ami et préparateur à l'amphithéâtre, M. Jules Guyot, élève des hôpitaux, fort instruit et tout dévoué aux études anatomiques.

RECHERCHES

SUR PLUSIEURS POINTS D'ANATOMIE.

PHALANGES DES DOIGTS ET DES ORTEILS.

Les deux cents os qui composent le squelette (1), divisés en impairs ou médians, et en pairs ou latéraux, doivent encore être distingués en ceux qui sont seuls de leur configuration, et en ceux, au contraire, qui sont multiples ou dont la configuration est commune à plusieurs. Dans la première catégorie se trouvent dix os impairs, ainsi que soixante-six os pairs de forme assez spéciale pour que chacun d'eux soit toujours distingué facilement de tous les autres du même côté; chacun d'eux aussi est différencié de son correspondant du côté opposé, par des caractères que les anatomistes n'ont pas manqué de décrire. A la seconde catégorie appartiennent les vertèbres (2) parmi les os impairs, et cent os pairs qui sont réunis en groupes dans lesquels ils ont une grande ressemblance entre eux et un même type de conformation; ce sont : au tronc, les vingt-quatre côtes (3), et aux membres, les os qui font suite au carpe et au tarse.

Ces os pairs et multiples qui suivent le carpe et le tarse, au nombre

(1) On admet généralement aujourd'hui deux cents os dans le squelette adulte, sans compter les dents, les osselets de l'ouïe, les os wormiens ni les sésamoïdes. M. Cruveilhier ne compte que cent quatre-vingt-dix-huit os, en retranchant les rotules qu'il considère comme de véritables sésamoïdes; mais suivant cette opinion, on retrancherait aussi les pisiformes que M. Cruveilhier regarde également comme sésamoïdes. (*Traité d'anat.*, t. I, p. 269, 3e édit.)

(2) Plusieurs vertèbres peuvent toujours être distinguées des autres, et les vingt-quatre vertèbres d'un même sujet, comparées entre elles, peuvent être distinguées à peu près toutes les unes des autres.

(3) Les côtes sont décrites de façon à différencier les droites des gauches, et aussi les douze côtes d'un même côté entre elles, quand on dispose de tous ces os d'un même sujet et qu'on les compare les unes aux autres. De plus, pour les premières et les dernières côtes, des caractères ont été signalés qui permettent de les reconnaître même en l'absence des autres.

de soixante-seize, sont tous plus ou moins petits et conformés en os longs qui offrent au premier aspect des caractères communs, sans différences bien apparentes, à l'aide desquelles il semble toujours possible de les distinguer les uns des autres; ils forment à chaque main et à chaque pied quatre rangées se succédant de la racine vers l'extrémité du membre, et leur distinction peut être l'objet de problêmes quelquefois compliqués. C'est ainsi qu'on peut avoir à résoudre les questions suivantes : A quels caractères se distinguent les os d'un de ces groupes de ceux des autres groupes? Comment sont différenciés entre eux les os d'une même rangée? Comment distinguer ceux d'un côté de ceux du côté opposé? La solution de ces problèmes peut d'ailleurs être à donner dans des conditions diverses; par exemple, un de ces os étant seul, sans les autres du même sujet avec lesquels il soit permis de le comparer, il faut déterminer quel il est, dire s'il est du métacarpe ou du métatarse, du nombre des phalanges, ou des phalangines, ou des phalangettes, des doigts ou des orteils, du côté droit ou du gauche; ou bien les divers os d'un même groupe étant donnés, il s'agit de les distinguer entre eux, alors avec possibilité de les comparer les uns aux autres. Les difficultés ne sont pas égales dans tous ces cas; cependant elles seraient le plus souvent insurmontables, à en juger par l'état de la science sur ces questions dont la solution, en effet, n'a guère été donnée que pour la distinction des métacarpiens et métatarsiens. Ainsi Boyer, et lui seul parmi nos auteurs classiques même les plus modernes, décrit les caractères à l'aide desquels, un métacarpien ou un métarsien étant donné, on peut, non seulement le distinguer de ceux du même groupe, mais encore dire s'il est du côté droit ou du gauche. Du reste, la plupart des auteurs décrivent les métacarpiens et métatarsiens de manière que les cinq os étant donnés, il soit possible de les distinguer entre eux. M. Cruveilhier expose en outre les caractères par lesquels on différencie les métacarpiens des métatarsiens, et par une description générale il distingue aussi les uns et les autres des phalanges. D'où il suit, qu'en se servant à la fois des descriptions de Boyer et de celles de M. Cruveilhier, il est possible d'arriver à une solution des problèmes concernant la distinction des vingt os métacarpiens et métatarsiens.

Nous avons encore les cinquante-six phalanges des doigts et des orteils. Jusqu'à présent les anatomistes n'ont indiqué que certains caractères par lesquels ces os sont distingués en phalanges, phalangines et phalangettes; ils ont mentionné aussi quelques différences entre les os du même ordre d'après leur volume général. Mais, à cette occasion, remarquons d'abord que la distinction par le volume général n'est possible qu'à la condition de posséder tous les os du même groupe et du même sujet, afin de les comparer entre eux, car ce volume varie incessamment suivant l'âge, le sexe, la force individuelle, les professions même et jusqu'aux côtés droit et gauche, comme nous le verrons. D'ailleurs, dans cette distinction par comparaison du volume, les anatomistes sont loin de se trouver d'accord. Ainsi Gavard indique la phalange de l'auriculaire comme la plus courte de celles des doigts, tandis que M. Cruveilhier et Blandin disent avec raison que la plus courte est celle du pouce. Bichat et Gavard avancent que la phalange de l'index est plus grosse que celle du médius; Blandin, au contraire, dit que celle du médius est plus grosse que celle de l'index.

En définitive, à part une distinction des trois ordres de phalanges, et à part l'indication de quelques différences de volume entre les phalanges dans chaque ordre, caractère dont nous avons dit la valeur restreinte, et à l'occasion duquel nous avons vu les auteurs en contradiction, il est impossible à l'aide des travaux faits jusqu'à ce jour, de résoudre les divers problèmes relatifs à la distinction de ces os. Une phalange donnée seule, on ne saurait, d'après ces travaux, déterminer si elle est de la main ou du pied, à quel doigt ou orteil elle appartient, si elle est droite ou gauche. De cette dernière distinction, M. Cruveilhier (t. I, p. 379) dit uniquement qu'elle est fort difficile, et Blandin, en prétendant (*Anat. descript.*, t. I, p. 173) que les phalanges sont symétriques, rejette évidemment la possibilité de distinguer les droites des gauches.

Cependant nous allons décrire plusieurs caractères qui, conduisant, et à la solution des divers problèmes de distinction des phalanges, et à faire une étude plus précise de ces os, nous semblent intéressants à plus d'un titre. Afin d'être mieux compris dans cette description, nous rappellerons d'abord la disposition générale des phalanges; puis nous dirons les différences qu'on peut observer entre les trois ordres de phalanges, phalangines et phalangettes, ensuite comment se distinguent celles des doigts de celles des orteils; enfin nous décrirons des caractères distinctifs entre les phalanges dans chaque rangée, et entre les droites et les gauches. Parmi ces caractères distinctifs, nous exposerons, non seulement les différences de volume de ces os comparés les uns aux autres, mais encore les proportions entre les diverses dimensions étudiées sur chaque phalange, proportions qui constituent des caractères, non plus d'une valeur restreinte et conditionnelle, comme celle des différences de volume général des os comparés les uns aux autres, mais d'une valeur constante et absolue, puisque chaque os présente toujours sur lui-même ces proportions entre ses diverses dimensions.

DISPOSITION GÉNÉRALE DES PHALANGES.

Au nombre de quatorze à chaque main et à chaque pied, les phalanges forment trois rangées transversales se succédant de la racine des doigts ou des orteils à leur extrémité périphérique. Les première et troisième rangées comprennent chacune cinq phalanges, la deuxième rangée n'en contient que quatre. D'ailleurs, les rangées sont divisées en colonnes correspondant aux doigts ou aux orteils ; mais la deuxième rangée ne concourt pas à la formation de la colonne du pouce ou du gros orteil ; aussi cette colonne n'est-elle composée que de deux phalanges, tandis que chacune des quatre autres colonnes est constituée par trois phalanges.

Les phalanges (dont la dénomination provient d'une comparaison de leurs rangs avec ceux d'une armée) sont nommées, celles de la première rangée : *premières phalanges*, et à la main *phalanges supérieures*, *métacarpiennes*, au pied *phalanges postérieures*, *métatarsiennes ;* celles de la deuxième rangée : *deuxièmes phalanges*, *phalanges moyennes*, *intermédiaires;* celles de la troisième rangée : *troisièmes* ou *dernières phalanges*, *phalanges onguéales*, et à la main *inférieures*, au pied *antérieures*. Des noms exprimant la diminution successive de volume dans les trois rangées ont été donnés par Chaussier, en harmonie avec sa nomenclature : il a appelé *phalanges*, celles de la première rangée, *phalangines*, celles de la deuxième, *phalangettes*, celles de la troisième, dénominations qui méritent d'être conservées (1). Enfin, dans chaque rangée transversale, les phalanges sont désignées chacune en particulier par le nom de la colonne digitale dont elle fait partie.

Toutes plus ou moins insymétriques (2), les phalanges ont en général la configuration des os longs, dont les caractères se retrouvent surtout sur les premières phalanges des orteils. Cependant aucune trace d'un canal médullaire qu'admet Blandin ne nous paraît exister à leur intérieur, et dans les séries des phalanges la forme se modifie tellement qu'il en est plusieurs qu'on doit plutôt considérer comme des os courts, ce qu'on observe principalement pour les phalangines des derniers orteils, qui sont cubiques, ainsi que l'a remarqué Bichat. Au point de

(1) Toutefois, le nom de *phalanges* pouvant désigner tantôt tous les os de ce nom, tantôt ceux qui n'appartiennent qu'à la première rangée, il convient dans ce dernier cas de dire premières phalanges. Au pouce et au gros orteil, où il n'y a pas de phalangine, la dernière phalange ou phalange onguéale qu'on ne peut nommer troisième phalange, est cependant la phalangette.

(2) On verra que celles du médius sont généralement les moins insymétriques de la main.

vue de la structure, l'abondance du tissu spongieux, proportionnellement au tissu compacte, rapproche encore les plus petites phalanges des orteils de la nature des os courts. Si de plus on considère que la surface de ces petits os est presque partout entourée d'insertions fibreuses, excepté du côté des facettes synoviales ou articulaires, on entrevoit une analogie avec les sésamoïdes eux-mêmes. Et sous le rapport des fonctions, les mêmes phalanges diffèrent aussi des os longs en ce qu'à leur mobilité bornée se joint une tendance marquée à l'ankylose dont Sabatier avait déjà indiqué la fréquence (1).

Quoi qu'il en soit, comme aux os longs, on considère dans toute phalange un *corps* ou *diaphyse*, et deux extrémités, l'une, nommée *base*, répondant à la racine du membre, l'autre, *sommet* ou *tête* et placée du côté de la périphérie. Du reste, l'axe des phalanges est dirigé de haut en bas à la main, d'arrière en avant au pied, d'où résultent des différences entre les phalanges des doigts et celles des orteils, pour la situation et la dénomination de leurs diverses régions. C'est ainsi que sur les phalanges des doigts, dont les séries se succèdent de haut en bas, des deux extrémités la base est supérieure, le sommet inférieur, et le corps a un plan dorsal postérieur, et un plan palmaire antérieur; tandis que sur les phalanges des orteils, les séries se suivent d'arrière en avant, et des deux extrémités la base est postérieure, le sommet antérieur, le corps ayant un plan dorsal supérieur, un plantaire inférieur. Outre sa direction générale, verticale à la main, horizontale au pied, nous verrons que l'axe des phalanges présente une inclinaison latérale, soit externe, soit interne.

Corps. — Plus ou moins courbe, le corps augmente de volume au voisinage des extrémités, surtout vers la base. En raison de cette augmentation qui, en général, est d'autant plus rapide que l'os est plus court, les phalanges semblent formées par la réunion de deux cônes ou de deux pyramides irrégulièrement triangulaires, continues l'une à l'autre par un sommet tronqué, la plus considérable répondant à la base, la moins volumineuse au sommet. En même temps le corps, convexe du côté dorsal, excavé du côté palmaire ou plantaire, est comme demi-cylindrique, principalement sur les phalanges de la main, de manière à présenter deux faces, l'une dorsale, l'autre palmaire ou plantaire, et deux bords, l'un externe, l'autre interne. Sur les premières phalanges des orteils et plus spécialement des orteils moyens, le corps à son côté dorsal, au voisinage de la base, présente plutôt un bord sé-

(1) L'articulation des deux dernières phalanges du cinquième orteil offre le plus souvent l'exemple d'ankylose; nous avons plusieurs fois trouvé la phalangette soudée à la phalangine sur des sujets de vingt-cinq à trente ans; après cinquante ans, cette ankylose existe sur un tiers des sujets. Quelquefois nous avons vu la phalangine soudée à la phalange, la phalangette restant mobile sur la phalangine.

parant deux faces latérales, triangulaires, à base en arrière où elles sont aussi un peu concaves; il en résulte que des deux pyramides composant le corps de ces phalanges, celle qui répond à la base de l'os représente un prisme triangulaire à deux pans latéraux, un troisième inférieur ou plantaire, tandis que la pyramide répondant au sommet de l'os est plutôt quadrilatère, deux côtés étant latéraux, un troisième dorsal, le dernier plantaire. Contrairement à la configuration du corps des premières phalanges des orteils, la face dorsale sur les autres phalanges forme un large plan vers la base, plan lisse et convexe dans les divers sens; toutefois, dans le sens de la longueur, sur les phalangettes, la face dorsale est alternativement concave et convexe de la base au sommet. Du reste, sur toutes les phalanges, cette face est couverte par les tendons extenseurs, qui s'attachent auprès de la base sur les phalangines et les phalangettes, ces dernières aussi adhérant au derme qui forme la matrice de l'ongle. La face palmaire ou plantaire est aussi plus large vers la base; dans une partie de son étendue, au voisinage du sommet, sur la plupart des phalanges, elle s'incline obliquement de côté, le plus souvent vers l'axe du membre, obliquité qui semble résulter d'une torsion sur l'axe. Sur ses parties latérales la face palmaire ou plantaire est plus ou moins rugueuse; au milieu elle répond aux tendons des muscles fléchisseurs qui glissent ou s'attachent sur sa concavité, que les gaînes tendineuses transforment en coulisse. Les bords externe et interne du corps sont courbes, à concavité en général d'autant plus prononcée que l'os est plus court; presque toujours, sur chaque phalange, l'un des bords est plus concave que l'autre; l'un aussi est plus épais, plus mousse. Ces deux bords séparent plus ou moins distinctement les faces l'une de l'autre, donnent insertion aux gaînes tendineuses et sont côtoyés par les vaisseaux et nerfs collatéraux des doigts ou des orteils.

Base. — La base est l'extrémité la plus considérable des phalanges; elle est creusée d'une cavité articulaire, encroûtée de cartilage, généralement ovalaire à grand diamètre transversal, et dont une extrémité d'ordinaire est plus large que l'autre. Cette cavité est mieux circulaire, et simplement concave sur les premières phalanges, pour s'articuler avec la tête des os métacarpiens ou métatarsiens; sur les phalangines et les phalangettes, elle est partagée par une légère saillie dorso-palmaire ou dorso-plantaire en deux facettes, l'une externe, l'autre interne, pour s'articuler avec les deux condyles du sommet des phalanges de la rangée qui précède. En dehors et en dedans, la base est renflée en tubercules latéraux, l'un externe, l'autre interne, plus ou moins saillants en divers sens, donnant insertion aux ligaments latéraux des articulations de la base des phalangines et phalangettes, et sur les phalanges aux tendons des muscles interosseux. A ses côtés dorsal et palmaire ou plantaire, la base présente aussi le plus souvent des tubercules et des inégalités qui, sur les phalangines et les phalangettes, répondent aux attaches des tendons des muscles extenseurs et fléchisseurs.

Sommet. — Moins volumineux que la base, le sommet déborde la portion voisine du corps, et présente une étendue plus considérable transversalement que dans le sens de l'épaisseur. Sur les phalanges et les phalangines, il est revêtu d'un cartilage articulaire qui, surtout sur les phalanges, est plus prolongé du côté palmaire ou plantaire que du côté dorsal. En même temps ce sommet articulaire est creusé en gorge de poulie, concave transversalement et d'autant plus profonde et plus large, qu'on l'examine plus près de la face palmaire ou plantaire. Cette poulie partage ainsi le sommet en deux condyles, l'un externe, l'autre interne, qui également sont plus prolongés et plus saillants dans le même sens que la poulie. Ces condyles, plus ou moins proéminents sur les côtés du sommet, sont, comme la poulie qui les sépare, prononcés en raison du volume de chaque os ; d'où il suit qu'ils deviennent peu distincts sur les plus petits, c'est-à-dire les phalangines des orteils sur lesquelles même le sommet offre souvent une facette unique et convexe en tous sens. Au surplus, les deux condyles s'articulant avec les deux facettes de la cavité de la base des phalanges de la rangée suivante, ont chacun un côté articulaire, convexe, et un côté non articulaire, latéral externe ou interne. Ce côté non articulaire est convexe ou concave, rugueux ou aplati, d'une surface plus ou moins grande, plus ou moins oblique, et il est séparé du côté articulaire par un bord saillant et courbe ; enfin, le côté non articulaire donne attache au ligament latéral correspondant des articulations des phalanges entre elles. Sur les phalangettes, le sommet est aplati suivant l'épaisseur de l'os, et il forme du côté de chaque face du corps, et surtout du côté palmaire ou plantaire, un rebord semilunaire, rugueux, dont chaque moitié interne et externe se recourbe plus ou moins saillante vers le bord correspondant de la diaphyse, et se prolonge ainsi en une pointe plus ou moins détachée.

Volume et dimensions. — Les phalanges diffèrent entre elles par le volume, à ce point qu'on observe sur ces os, pour ainsi dire toutes les dimensions intermédiaires, depuis celles des premières phalanges du premier orteil et du médius qui l'emportent sur toutes les autres par la somme de leurs diamètres (et celle du premier orteil, surtout par sa largeur et son épaisseur, celle du médius par sa longueur de plusieurs centimètres), jusqu'aux dimensions des phalangines des derniers orteils qui n'ont plus que quelques millimètres dans tous les sens.

Nous avons mesuré avec soin les dimensions des phalanges d'un grand nombre de sujets, et dans le tableau qui suit, nous indiquons la moyenne de ces dimensions : la longueur d'abord est indiquée, puis la largeur à son maximum, c'est-à-dire à la base, ensuite à son minimum ou près du sommet; de même l'épaisseur est mesurée à son maximum et à son minimum. L'addition des chiffres de ces cinq dimensions de chaque phalange en représente le volume général (1).

(1) D'après le tableau de ces chiffres pris avec précision, nous pourrions accuser d'inexactitude quelques anatomistes, et entre autres S. T. Sœmmerring (*Encyclop. anat.*), qui prétend que les phalangines des orteils sont *souvent* moins longues que les phalangettes, ce qui n'a pas lieu, ajoute-t-il, dans les pieds d'une belle conformation. Plus loin il dit encore : *quelquefois* la phalangette du quatrième orteil est plus longue que la phalangine avec laquelle elle s'articule, et même celle du cinquième. Par les mots *souvent* et *quelquefois*, on voit que cet auteur reconnaît comme ordinaire et belle une proportion contraire à celle que nous admettons d'après nos observations très nombreuses.

MAIN.	LONGUEUR.	LARGEUR.		ÉPAISSEUR.		TOTAL
PHALANGES.		max.	min.	max.	min.	des 5 dimensions.
Pouce.	31	15	9	10	6	71
Index.	38	15	10	10	6	79
Médius.	43	15	10	10	6	84
Annulaire.	40	14	10	10	6	80
Auriculaire.	32	14	8	10	5	69
PHALANGINES.						
Index.	23	12	8	8	4	55
Médius.	29	14	8	10	5	66
Annulaire.	27	12	8	9	4	60
Auriculaire.	19	10	6	8	4	47
PHALANGETTES.						
Pouce.	24	14	8	7	4	57
Index.	18	10	5	5	3	41
Médius.	20	11	5	6	4	46
Annulaire.	19	11	5	6	3	44
Auriculaire.	17	9	4	5	3	38
PIED.						
PHALANGES.						
Premier orteil.	34	18	12	14	8	86
Deuxième orteil.	28	12	5	10	5	60
Troisième orteil.	25	10	4	10	4	53
Quatrième orteil.	24	10	4	9	4	51
Cinquième orteil.	23	11	5	9	4	52
PHALANGINES.						
Deuxième orteil.	13	10	7	7	4	41
Troisième orteil.	9	8	6	7	4	34
Quatrième orteil.	7	8	7	7	4	33
Cinquième orteil.	5	7	7	6	4	29
PHALANGETTES.						
Premier orteil.	25	19	10	9	6	69
Deuxième orteil.	10	10	5	5	4	34
Troisième orteil.	10	10	5	6	4	35
Quatrième orteil.	9	10	4	5	3	31
Cinquième orteil.	8	7	5	5	3	28

DISTINCTION DES TROIS ORDRES DE PHALANGES.

Le caractère indiqué par les auteurs, pour distinguer entre eux les trois ordres de phalanges, consiste en ce qu'une première phalange a sa base creusée d'une cavité simple pour l'articulation avec la tête du métacarpien ou du métatarsien correspondant, tandis que la phalangine et la phalangette ont la cavité de la base à double facette pour l'articulation avec les deux condyles du sommet de la phalange de la série précédente. De plus, nous avons vu que la phalangine a un sommet articulaire à deux condyles, la phalangette ayant son sommet non articulaire et aplati en croissant semilunaire. Cette dernière distinction entre la phalangine et la phalangette est toujours facile; mais le caractère de la double facette de la base, pour distinguer la phalange et la phalangine entre elles, est quelquefois peu distinct et même nul, principalement sur les phalangines des orteils ; alors il faut tenir compte des différences de proportions des dimensions, d'après le tableau précédent. On peut observer les différences qui suivent :

A la main, le minimum de la largeur de la phalange est le quart environ de la longueur ; il en est le tiers environ pour la phalangine.

Sur la phalange de chacun des quatre derniers doigts, la somme des quatre nombres de largeur et d'épaisseur est égale à peu près au nombre représentant la longueur ; sur chaque phalangine, la somme des quatre nombres dépasse celui de la longueur, d'un quart environ sur la phalangine de l'annulaire, de plus d'un quart sur celle du médius, de plus d'un tiers sur celle de l'index, de près de moitié sur celle de l'auriculaire.

Au pied, le minimum de la largeur de chaque phalange, comme à la main, est environ le quart de la longueur ; tandis que le minimum de la largeur de chaque phalangine est plus que la moitié de la longueur sur celle du deuxième orteil, qu'il en est les deux tiers sur celle du troisième, que sur celle du quatrième ce minimum égale la longueur qu'il dépasse sur celle du cinquième orteil (1).

Sur la phalange de chacun des quatre derniers orteils, la somme des quatre nombres de largeur et d'épaisseur ne dépasse que d'environ un septième le nombre représentant la longueur, tandis que sur chaque phalangine, cette somme dépasse le nombre de la longueur, de plus de moitié sur la phalangine du deuxième orteil, de près des deux tiers sur celle du troisième orteil, de près des trois quarts sur celle du qua-

(1) S. T. Sœmmerring a noté vaguement ce caractère, en disant que le corps des phalangines est plus large comparativement à celui des premières phalanges. (*Encyclop. anat.*)

trième orteil, de près des quatre cinquièmes sur celle du cinquième orteil.

Outre les différences de proportions entre les dimensions indiquées au tableau, il existe encore des différences de configuration bien tranchées, comme nous l'avons déjà dit, les phalanges ayant la forme généralement prismatique décrite précédemment, les phalangines étant plutôt cubiques.

DISTINCTION ENTRE LES PHALANGES DES DOIGTS ET CELLES DES ORTEILS.

PHALANGES. — La forme prismatique des premières phalanges des orteils permet de les distinguer de celles des doigts : ainsi, tandis que la face dorsale des premières phalanges des doigts offre une surface d'autant plus large qu'on l'examine plus près de la base, la face dorsale de celles des orteils, vers la base, représente un bord d'où résulte la configuration prismatique différente de la forme demi-cylindrique des phalanges des doigts.

Les rapports des dimensions des premières phalanges des doigts et de celles des orteils peuvent également servir à différencier ces os. En effet, la somme du maximum et du minimum de la largeur des phalanges des doigts est d'un tiers plus grande que celle du maximum et du minimum de leur épaisseur, tandis que pour les phalanges des quatre derniers orteils, les deux sommes sont à peu près égales. Pour la phalange du premier orteil, la proportion est comme pour celles des doigts. Le minimum de l'épaisseur des phalanges des quatre premiers doigts est plus que la moitié du maximum de cette épaisseur; il en est la moitié sur la phalange de l'auriculaire; sur les phalanges des trois derniers orteils, le minimum de l'épaisseur est moins que la moitié du maximum; sur la phalange du premier orteil, le plus souvent la proportion est la même que sur les phalanges des doigts. Le minimum de la largeur des phalanges des doigts est en général égal ou peu inférieur au maximum de l'épaisseur; sur les phalanges des orteils, le minimum de la largeur est moins que la moitié ou est environ la moitié du maximum de l'épaisseur, excepté pour la phalange du premier orteil, sur laquelle la proportion est à peu près comme sur les phalanges des doigts.

PHALANGINES. — La longueur des phalangines des doigts est à peu près le double ou plus du double du maximum de leur largeur; la longueur des phalangines des orteils n'est qu'à peu près égale, et même sur celles des derniers orteils elle est inférieure au maximum de leur largeur. La longueur des phalangines des doigts est cinq à six fois plus grande que le minimum de leur épaisseur; la longueur des phalangines des orteils est le triple du minimum de l'épaisseur sur celle du deuxième orteil, environ la moitié sur celle du troisième, moins de la moitié sur celle du quatrième orteil : les deux dimensions sont presque égales sur celle du cinquième orteil.

PHALANGETTES. — La longueur des phalangettes des doigts est environ le double du maximum de leur largeur ; la longueur des phalangettes des orteils est à peu près égale au maximum de leur largeur, excepté sur celle du premier orteil, dont la longueur est d'un quart plus grande que le maximum de la largeur. La longueur des phalangettes des doigts est plus que le double de la somme du maximum et du minimum de leur épaisseur ; la longueur des phalangettes des orteils, sur celle du premier orteil, dépasse de deux cinquièmes la somme du maximum et du minimum de l'épaisseur ; sur celles des quatre derniers orteils, la longueur égale à peu près la somme du maximum et du minimum de l'épaisseur.

On voit qu'en général les phalangines et les phalangettes des orteils ont, proportionnément à leur longueur (1), une largeur et une épaisseur plus grandes que celles des doigts ; ces dernières, au contraire, l'emportant par leur plus grande longueur. Du reste, les phalanges des doigts, comparées chacune à la phalange correspondante des orteils, l'emportent par la somme des diverses dimensions, excepté les phalanges du pouce, sur lesquelles l'emportent celles du premier orteil.

DISTINCTION DE CHACUNE DES PHALANGES, DES PHALANGINES ET DES PHALANGETTES.

Pendant l'extension simple des doigts, le médius est à peu près parallèle à l'axe de l'avant-bras, tandis que les autres sont obliquement dirigés ; la face palmaire aussi est d'ordinaire tournée de côté, celle du pouce, par exemple, étant tournée en dedans. Rapprochés les uns des autres, les doigts ne s'appliquent pas complétement entre eux par leurs côtés correspondants : au contraire, ils interceptent des espaces qui sont en partie la conséquence de courbures latérales de l'axe des diverses phalanges. En effet, les colonnes digitales, indépendamment de leur obliquité générale, sont, non pas rectilignes, mais onduleuses et brisées, par suite d'une inclinaison de l'axe de chacun des os qui les composent. Le plan palmaire de ces os est à son tour plus ou moins oblique, les saillies apophysaires latérales de leurs extrémités sont plus ou moins proéminentes dans divers sens. Les orteils sont dans des conditions analogues.

En constatant avec soin les différences entre les diverses phalanges sous les rapports que nous venons d'indiquer, en tenant compte également des différences de volume et de proportion des diamètres, on

(1) On voit aussi que S. T. Sœmmerring n'a pas été exact en disant (*loc. cit.*) que les phalangettes des orteils vont en diminuant de volume depuis le gros orteil jusqu'au petit.

obtient les résultats suivants : chacune des phalanges, des phalangines et des phalangettes des doigts et des orteils peut être distinguée de sa correspondante du côté opposé, et des autres du même côté, par plusieurs caractères constitués, les uns, par les différences de volume et de proportion des diamètres, d'autres par les différences de configuration ; enfin, d'autres caractères résultant réellement aussi des différences de saillie, d'inclinaison, sont appréciables plus spécialement par l'application des os au plan d'une surface. Il s'ensuit trois sortes de caractères distinctifs : A. *caractères de plan ;* B. *caractères de configuration ;* C. *caractères de dimensions.*

Ces caractères, combinés diversement sur les diverses phalanges, ne sont pas prononcés au même degré sur toutes : à leur maximum sur les unes, sur d'autres à leur minimum, ils sont généralement développés en raison du volume des os ; aussi sont-ils plus évidents sur les phalanges de la main que sur celles du pied, sur les phalanges que sur les phalangines, sur celles-ci que sur les phalangettes. D'ailleurs, parfois variables sur certaines phalanges à l'état sain, ces caractères peuvent aussi être altérés par un état morbide et par des difformités auxquelles les phalanges des orteils surtout sont exposées. Mais les variétés ne modifiant que partiellement la signification de ces caractères, ne changent pas la valeur de leur disposition d'ensemble ; il convient donc de les étudier premièrement sur les phalanges considérées en séries, puis sur chaque phalange en particulier. Dans cette étude, un peu d'exercice rend promptement habile à reconnaître des différences d'abord peu apparentes. Néanmoins, dans l'examen des caractères les plus délicats sur les petites phalanges, il est nécessaire que ces os soient bien intacts, comme les procure une préparation par macération, qui enlève exactement toute partie molle, sans entamer le tissu calcaire.

Pour comprendre l'utilité des caractères de plan et de configuration comme moyens de distinguer les phalanges d'un côté de celles du côté opposé, il faut se rappeler que lorsqu'il s'agit de reconnaître le côté auquel appartient un os pair, il est indispensable de différencier l'une de l'autre les deux extrémités de chacun des trois diamètres de cet os. Sur les phalanges, rien de plus simple, de plus connu que la distinction des extrémités des diamètres de longueur et d'épaisseur ; il n'en est pas de même de la distinction entre elles des deux extrémités du diamètre transversal ; aussi les caractères de plan et de configuration peuvent tous servir à différencier entre elles ces extrémités du diamètre transversal des phalanges.

Dans la description de ces caractères, nous exposons en premier lieu leur disposition la plus générale, c'est-à-dire à la fois sur les phalanges des doigts et sur celles des orteils ; et afin de désigner par un même terme les côtés latéraux qui se correspondent réellement à la main et au pied, mais qui, ayant une situation inverse, sont désignés par les épithètes contraires à la main et au pied, nous appelons *initial* le côté ou bord répondant au sens par lequel on procède à l'énumération des os, c'est-à-dire répondant au pouce et au gros orteil, le côté du petit doigt et du petit orteil étant appelé *terminal*. Ainsi, initial est synonyme d'externe sur la main, d'interne sur le pied, et réciproquement terminal est synonyme d'interne sur la main, d'externe sur le pied.

CARACTÈRES DE PLAN.

Ainsi nommés parce qu'ils sont reconnus par l'application des phalanges au plan d'une surface, ces caractères résultent, soit de différences entre les saillies apophysaires, soit d'une inclinaison latérale de l'axe et même d'une sorte de torsion sur cet axe, soit de l'obliquité des parties appliquées. L'application des phalanges se fait 1° par le sommet, 2° par la base, 3° par la face palmaire ou plantaire, 4° par les deux côtés latéraux. Pour ces deux dernières applications, une simple surface plane et lisse suffit ; mais, pour l'application du sommet et celle de la base, il faut une surface composée de deux plans qui, d'une étendue de cinq à six centimètres, sont réunis l'un à l'autre sous un angle droit, et forment ainsi une sorte d'équerre. Si l'on dispose des os droits et gauches du même sujet, on modifie avantageusement ces expériences en remplaçant, par l'os du côté opposé, le second plan de l'équerre dans l'application des deux extrémités, et la simple surface plane dans les deux autres applications; alors, en effet, les deux os correspondants peuvent être appliqués l'un à l'autre par les mêmes points qu'ils le sont au plan, et les intervalles qui constituent les caractères sont d'une étendue nécessairement double entre les deux phalanges correspondantes.

MODES D'APPLICATION A LA SURFACE PLANE.

Il importe de déterminer bien précisément le mode de chaque application des diverses phalanges à la surface plane.

1° Application du sommet. — Pour toutes les premières phalanges et les phalangines, le sommet est appliqué à l'un des deux plans en équerre, de telle sorte que les deux condyles à la fois soient en contact avec ce plan, en même temps que les deux côtés latéraux de l'os sont successivement approchés du second plan. Pour les phalangettes, le sommet est appliqué à l'un des plans, le diamètre transverse de la base étant bien perpendiculaire au second plan, c'est-à-dire les deux extrémités de ce diamètre étant maintenues à distance bien égale du premier plan.

2° Application de la base. — La base s'applique à l'un des plans de l'équerre, de sorte que son diamètre transverse soit bien perpendiculaire au second plan ; en même temps, les deux côtés latéraux de l'os sont successivement approchés de ce second plan. Dans ce mode d'application, les conditions ne sont pas identiques pour toutes les phalanges. En effet, pour les premières phalanges des doigts, le tubercule dorsal de la base, et de plus, pour celles des trois doigts moyens, le tubercule palmaire étant ordinairement peu saillants, la base n'est en contact avec le premier plan que par les extrémités de son diamètre transverse ; au contraire, pour les phalangines et les phalangettes des doigts, les tubercules dorsal et palmaire de la base étant très saillants, les extrémités du diamètre dorso-palmaire de la base sont en contact, l'axe de l'os le plus souvent étant incliné en avant par suite de la saillie du tubercule dorsal. Pour les phalangettes des doigts, afin que le diamètre transverse de la base soit autant que possible perpendiculaire au second plan, on maintient les tubercules latéraux tous deux également distants du premier plan. Les phalanges des orteils s'appliquent au premier plan par presque toute la circonférence de leur base et l'axe de l'os est incliné du côté dorsal. Pour les phalangettes des orteils, la surface de la base, appliquée, autant que possible, parallèlement au premier plan, ne le touche que par le tubercule plantaire, les tubercules latéraux étant maintenus à distance bien égale de ce premier plan.

3° Application de la face palmaire ou plantaire. — On applique la face palmaire ou plantaire à une simple surface plane que touchent ensemble, soit les deux tubercules latéraux de la base, soit les deux condyles du sommet, suivant qu'on presse sur l'une ou l'autre extrémité de l'os. Sur les phalangines du médius et de l'annulaire, quelquefois sur les phalangines des autres doigts et sur la phalange du pouce, le tubercule palmaire de la base forme une saillie qui touche la surface plane et empêche les tubercules latéraux d'être appliqués simultanément à cette surface ; dans ces cas, le tubercule palmaire étant en contact, les deux tubercules latéraux doivent être maintenus à distance égale de la surface. Sur les phalangettes, le sommet étant constitué par un croissant rugueux, ce sont les moitiés externe et interne de ce croissant qui remplacent les deux condyles. D'ailleurs, souvent la convexité de la face palmaire ou plantaire des phalangettes empêchant les tubercules latéraux de la base de s'appliquer simultanément à la surface, celle-ci doit alors être excavée dans le point qui répond à cette convexité.

4° Application des côtés latéraux. — Les deux côtés latéraux sont appliqués successivement à une simple surface plane, de manière que la face non articulaire de chaque condyle soit juxtaposée à cette surface que doit toucher en même temps le bord correspondant du sommet. Pour les phalangettes, chaque bord du sommet, en même temps que le tubercule latéral correspondant de la base, est appliqué à la surface plane à laquelle la face palmaire ou plantaire de l'os doit être perpendiculaire.

CARACTÈRES DE PLAN A LA FOIS SUR LES PHALANGES DES DOIGTS ET CELLES DES ORTEILS.

SOMMET. — Sur les phalanges des trois premiers doigts, les deux tubercules latéraux de la base sont en contact avec le second plan dont les deux condyles du sommet restent séparés par un intervalle plus grand pour l'initial. Sur les phalanges des deux derniers doigts et sur celles des orteils, le tubercule terminal et le condyle initial touchent le second plan dont le tubercule initial et le condyle terminal sont séparés. L'intervalle qui sépare le condyle terminal des phalanges des doigts, le tubercule initial des phalanges des orteils est d'autant plus petit que la phalange est plus voisine du bord initial du membre.

Sur les phalangines des doigts, des deuxième et cinquième orteils, les tubercules latéraux de la base sont en contact, et les condyles du sommet sont séparés par un intervalle plus grand pour le terminal sur celles des deuxième et troisième doigts et du cinquième orteil, pour l'initial sur celles des deux derniers doigts. L'intervalle du condyle initial est d'autant plus petit que la phalangine est plus près du bord terminal de la main.

Sur les phalangettes, les deux tubercules latéraux de la base touchent le second plan dont les deux bords du sommet restent séparés par un intervalle plus grand pour le bord initial sur celles des deux premiers doigts, des premier et cinquième orteils, pour le terminal sur celles des deux derniers doigts et du quatrième orteil, par un intervalle égal sur celles du troisième doigt, des deuxième et troisième orteils. L'intervalle du bord terminal est d'autant plus petit que la phalangette est plus voisine du bord initial du membre.

BASE. — Sur les phalanges des doigts et des quatre derniers orteils, les deux tubercules latéraux de la base sont en contact avec le second plan dont les deux condyles du sommet sont séparés par un intervalle plus grand pour l'initial sur celles des quatre premiers doigts et des trois orteils moyens, pour le terminal sur celles du cinquième doigt et du cinquième orteil. Sur la phalange du premier orteil, le tubercule initial et le condyle terminal sont en contact avec le second plan dont le condyle initial et le tubercule terminal restent séparés.

Sur les phalangines des doigts et du troisième orteil, les tubercules latéraux sont en contact et les condyles sont séparés par un intervalle plus grand pour le terminal sur celles des deuxième et cinquième doigts, égal pour les deux condyles sur les phalangines des autres doigts. Sur celle du deuxième orteil, le tubercule initial et le condyle terminal, sur celles des deux derniers orteils le condyle initial et le tubercule terminal sont en contact, les tubercules et les condyles opposés étant séparés.

Sur les phalangettes, les tubercules sont en contact, et les bords du sommet sont séparés par un intervalle plus grand pour l'initial sur les phalangettes des deux premiers doigts, des deux premiers et du cinquième orteils, pour le terminal sur celles des deux derniers doigts et du quatrième orteil, l'intervalle étant égal pour les deux condyles sur les phalangettes du troisième doigt et du troisième orteil.

Face palmaire ou plantaire. — Sur les phalanges, l'apophyse séparée de la surface est le condyle terminal ou le tubercule initial sur les phalanges du pouce et des quatre derniers orteils, le condyle initial ou le tubercule terminal sur celles des quatre derniers doigts et du premier orteil.

Sur les phalangines, l'apophyse séparée est le condyle initial ou le tubercule terminal sur celles des trois doigts moyens, des deuxième, troisième et cinquième orteils, le condyle terminal ou le tubercule initial sur celles du cinquième doigt et du quatrième orteil.

Sur les phalangettes, c'est le bord initial du sommet ou le tubercule terminal qui est séparé sur les phalangettes des deux premiers doigts, des deux premiers et des deux derniers orteils, c'est le bord terminal ou le tubercule initial sur celles des trois derniers doigts et du troisième orteil.

Côtés latéraux. — Sur les phalanges du premier doigt et des cinq orteils, le tubercule initial touche la surface dont le tubercule terminal reste séparé; sur les phalanges des quatre derniers doigts, le tubercule initial est séparé de la surface que touche le tubercule terminal, ou bien sur les phalanges des troisième et quatrième doigts, environ dans les trois cinquièmes des cas, le tubercule terminal est séparé aussi, mais par un intervalle plus petit que celui du tubercule initial.

Sur les phalangines des doigts, les deux tubercules sont séparés par un intervalle plus petit pour l'initial, lequel même assez souvent est en contact. Sur les phalangines des orteils, le tubercule initial est séparé de la surface que touche le tubercule terminal, ou dont ce tubercule est séparé par un intervalle moindre que celui du tubercule initial.

Sur les phalangettes des quatre premiers doigts et des cinq orteils, le bord initial du sommet touche la surface par un point plus éloigné de la base que celui par lequel touche le bord terminal; c'est l'inverse pour la phalangette du cinquième doigt.

CARACTÈRES DE PLAN SUR LES PHALANGES DES DOIGTS.

PHALANGES.

SOMMET. — Sur les phalanges des trois premiers doigts, les deux tubercules latéraux sont en contact et les deux condyles séparés par un intervalle plus grand pour l'externe; toutefois, sur la phalange du médius, l'intervalle peut être égal pour les deux condyles ou même plus grand pour l'interne. Sur les phalanges des deux derniers doigts, le tubercule externe et le condyle interne sont séparés du second plan que touchent le tubercule interne et le condyle externe. L'intervalle du condyle interne pour les cinq phalanges est d'autant plus petit que chaque os appartient à un doigt placé plus en dehors; et même sur les phalanges des trois premiers doigts, dans un quart environ des cas, le condyle interne touche le second plan, alors le tubercule interne étant lui-même séparé, ou bien, comme il arrive le plus souvent sur les phalanges de l'index et du médius, le tubercule et le condyle internes touchant ensemble le second plan.

BASE. — Les deux tubercules latéraux touchent le second plan dont les deux condyles restent séparés par un intervalle plus grand pour l'externe sur les phalanges des quatre premiers doigts, pour l'interne sur celle de l'auriculaire.

FACE PALMAIRE. — L'apophyse séparée de la surface est le condyle interne ou le tubercule externe sur la phalange du pouce, le condyle externe ou le tubercule interne sur celles des quatre derniers doigts. L'intervalle de la quatrième apophyse est d'autant plus petit que le doigt est placé plus en dedans, et même sur la phalange de l'annulaire, quelquefois l'intervalle est nul; ou bien c'est le condyle interne ou le tubercule externe qui est séparé, et sur la phalange de l'auriculaire l'intervalle est aussi souvent pour les apophyses internes que pour les externes, le caractère conséquemment n'ayant pas de valeur pour cette phalange.

CÔTÉS LATÉRAUX. — Sur la phalange du pouce, le tubercule externe touche la surface dont le tubercule interne reste séparé. Sur les phalanges de l'index et de l'auriculaire, le tubercule externe reste séparé de la surface que touche le tubercule interne, ce qui a lieu aussi dans près de la moitié des cas pour les phalanges du médius et de l'annulaire sur lesquelles, dans les autres cas, les deux tubercules sont séparés, mais par un intervalle moindre pour le tubercule interne que pour l'externe.

PHALANGE DU POUCE.

SOMMET. — Le condyle externe est séparé par 4 à 5 millimètres; l'interne par un millimètre. Sur cinquante-deux, dix fois le condyle interne est en contact, le tubercule interne alors étant séparé par 1 à 2 millim.

BASE. — Le condyle externe est séparé par 4 à 6 millim., l'interne par 1 à 2 millim. Sur cinquante-deux, deux fois le condyle interne touche en même temps que le tubercule interne.

FACE PALMAIRE. — Le condyle interne ou le tubercule externe est séparé par 2 à 5 millim. Sur cinquante-deux, huit fois le condyle externe est séparé, mais au plus par 1 millim. Le tubercule palmaire quatre fois est en contact.

CÔTÉS LATÉRAUX. — Le tubercule interne est toujours séparé par 1 à 3 millim., l'externe étant en contact.

PHALANGE DE L'INDEX.

SOMMET. — Le condyle externe reste séparé par 4 à 6 millim., l'interne par 1 à 2 millim. Sur cinquante-deux, douze fois le condyle interne touche le second plan, alors le tubercule interne 8 fois touchant en même temps, quatre fois étant séparé par 1 à 2 millim.

BASE. — Le condyle externe est séparé par 5 à 7 millim., rarement 8 à 10 millim., l'interne par 1 à 3 millim.; une seule fois sur 52, par 4 millim.

FACE PALMAIRE. — Le condyle externe ou le tubercule interne reste séparé par 2 à 4 millim. L'intervalle de la quatrième apophyse, huit fois sur vingt-quatre sujets, est de 1 millim. plus grand sur la phalange droite que sur la gauche.

CÔTÉS LATÉRAUX. — Le tubercule externe est séparé par 5 à 10 millim., dix fois sur cinquante-deux seulement par 2 à 3 millim. Le tubercule interne est toujours en contact.

PHALANGE DU MÉDIUS.

SOMMET. — Le condyle externe est séparé, sur cinquante-deux, trente-deux fois par 1 à 4 millim.; et vingt fois par 5 à 6 millim. Le condyle interne seize fois est en contact, douze fois en même temps que le tubercule interne qui, quatre fois est séparé par 2 millim.; trente-six fois le condyle interne est séparé, l'intervalle étant huit fois de 1 millim., et plus petit que celui du condyle externe; quatorze fois de 3 millim. et égal à celui du condyle externe, enfin quatorze fois de 3 à 6 millim., et plus grand que celui du condyle externe.

BASE. — Le condyle externe est séparé par 5 à 6 millim., l'interne par 1 à 2 millim., rarement 3 millim.

FACE PALMAIRE. — Le condyle externe ou le tubercule interne est séparé par 1 à 2 millim.

CÔTÉS LATÉRAUX. — Le tubercule externe est séparé par 5 à 10 ou 12 millim., rarement 2 à 4 millim. L'interne est, sur cinquante-deux, vingt-quatre fois en contact, et dans les autres cas séparé par 1 à 3 millim.; mais toujours par un intervalle moindre que celui du tubercule externe.

PHALANGE DE L'ANNULAIRE.

SOMMET. — Le tubercule externe est séparé par 1 à 3 millim., quelquefois 4 à 5 millim. Le condyle interne est séparé par 5 à 6 millim.; rarement 8 millim.

BASE. — Le condyle externe est séparé par 3 à 5 millim., l'interne par 1 à 3 millim. Sur cinquante-deux, huit fois l'intervalle est égal pour les deux condyles.

FACE PALMAIRE. — Le condyle externe ou le tubercule interne est séparé par 1 millim. ou moins. Six fois, sur cinquante-deux, l'intervalle est zéro, les quatre apophyses étant en contact, et dix fois le condyle interne est séparé par 1 millim. ou moins.

CÔTÉS LATÉRAUX. — Le tubercule externe est séparé par 5 à 12 millim., rarement 3 à 4 millim. L'interne est, sur cinquante-deux, quarante-quatre fois en contact; dans les autres cas il est séparé par un intervalle toujours moindre que celui du tubercule externe.

PHALANGE DE L'AURICULAIRE.

SOMMET. — Le tubercule externe est séparé par 1 à 3, moins souvent 4 à 5 millim.; le condyle interne par 6 à 7 ou 8 millim.

BASE. — Le condyle externe est séparé par 3 à 5 millim., l'interne par 4 à 6 millim. Sur cinquante-deux, six fois l'intervalle est égal pour les deux condyles, et dix fois il est plus grand pour l'externe.

FACE PALMAIRE. — Le condyle externe ou le tubercule interne est séparé, sur cinquante-deux, vingt-huit fois par 1 millim. ou moins; le condyle interne ou le tubercule externe est séparé vingt-quatre fois, vingt fois par 1 millimètre ou moins, quatre fois par 2 millim. Souvent, sur un même sujet, le caractère est inverse sur la phalange droite et sur la gauche.

CÔTÉS LATÉRAUX. — Le tubercule externe est séparé par 4 à 8 millim., quelquefois seulement par 1 à 3 millim. L'interne, sur cinquante-deux, est en contact quarante-quatre fois; dans les autres cas il est séparé, mais par un intervalle toujours moindre que celui du tubercule externe.

En résumé, par chacun des caractères de plan, les phalanges d'un côté sont différenciées de celles du côté opposé. De plus, les phalanges sont distinguées, par l'application du sommet, en celles des trois premiers doigts et en celles des deux derniers; et dans plus de la moitié des cas, la phalange du médius peut être différenciée de celles des deux premiers doigts. Les phalanges sont distinguées, par l'application de la base, en celle de l'auriculaire et en celles des autres doigts; par l'application de la face palmaire, en celle du pouce et en celles des autres doigts; et dans les cas où les quatre apophyses sont en contact, la phalange de l'annulaire est distinguée aussi de celles des autres doigts; par l'application des côtés, la phalange du pouce est encore différenciée de celles des autres doigts, et dans la moitié des cas, les phalanges du médius et de l'annulaire sont distinguées de celles des autres doigts.

Les caractères varient et par conséquent font défaut, celui du sommet, sur la phalange du médius dans la moitié des cas; celui de la base, sur les phalanges de l'auriculaire dans un tiers environ des cas, et de l'annulaire dans un sixième des cas; celui de la face palmaire, sur les phalanges de l'auriculaire dans plus du tiers des cas, et de l'annulaire dans plus du quart des cas.

PHALANGINES.

SOMMET. — Les tubercules latéraux de la base touchent le second plan dont les condyles sont séparés par un intervalle plus grand pour l'interne sur les phalangines de l'index et du médius, plus grand pour l'externe sur celles des deux derniers doigts. L'intervalle du condyle interne est d'autant plus petit que la phalangine est d'un doigt placé plus en dedans, et même, dans quelques cas pour la phalangine de l'annulaire, dans la moitié des cas pour celle de l'auriculaire, le condyle interne est en contact, alors le tubercule interne restant séparé par 1 à 2 millim.

BASE. — Les deux tubercules touchent le second plan dont les deux condyles restent distants par un intervalle plus grand pour l'interne sur les phalangines de l'index et de l'auriculaire, le plus souvent égal pour les deux condyles sur celles du médius et de l'annulaire.

FACE PALMAIRE. — L'apophyse séparée de la surface est le condyle externe ou le tubercule interne sur les phalangines des trois doigts moyens, le condyle interne ou le tubercule externe sur celle de l'auriculaire. De plus, d'ordinaire sur les phalangines du médius et de l'annulaire, quelquefois sur celles de l'index et de l'auriculaire, le tubercule palmaire forme une saillie qui s'applique à la surface et empêche les tubercules latéraux de la toucher ensemble.

CÔTÉS LATÉRAUX. — Les deux tubercules sont séparés, mais par un intervalle plus petit pour l'externe, qui même peut être en contact, ce qu'on observe d'autant moins rarement que le doigt est placé plus en dedans, de sorte que pour la phalangine de l'auriculaire, le tubercule externe est en contact dans près de la moitié des cas.

PHALANGINE DE L'INDEX.

SOMMET. — Le condyle externe est séparé par 1 à 2 millim., l'interne par 3 à 5 millim. Sur trente-six, deux fois le condyle externe est en contact, et six fois le caractère fait défaut, deux fois l'intervalle étant de 3 millim. pour les deux condyles, et 4 fois étant plus grand pour l'externe.

Base. — Le condyle externe est séparé par 2 à 4 millim., l'interne par 3 à 5 millim. Sur trente-six, dix fois l'intervalle est plus grand pour le condyle externe.

Face palmaire. — Le condyle externe ou le tubercule interne est toujours séparé par 1 à 3, quelquefois 4 millim. Sur trente-six, quatre fois le tubercule palmaire touche la surface.

Côtés latéraux. — Le tubercule interne est séparé par 1 à 5 millim., l'externe par 1 à 3 millim. Sur trente-six, trois fois le tubercule externe est en contact, deux fois l'intervalle est égal pour les deux tubercules.

Phalangine du médius.

Sommet. — Le condyle externe est séparé par 2 à 3 millim., l'interne par 3 à 4 millim. Sur trente-six, l'intervalle quatre fois est égal pour les deux condyles, huit fois est moindre pour l'interne pour lequel il est plus grand vingt-quatre fois.

Base. — Les deux condyles sont séparés l'un et l'autre d'ordinaire par 4 millim. Quelquefois l'intervalle est plus grand pour l'un ou pour l'autre.

Face palmaire. — Le condyle externe ou le tubercule interne est séparé par 1 à 3 millim., parfois 4 millim. Sur trente-six, vingt-sept fois le tubercule palmaire est en contact.

Côtés latéraux. — Le tubercule interne est séparé par 3 à 6 millim., l'externe par 1 à 3 millim. Sur trente-six, sept fois le tubercule externe touche, deux fois l'intervalle est égal pour les deux tubercules.

Phalangine de l'annulaire.

Sommet. — Le condyle externe est séparé par 3 à 5 millim., l'interne par 1 millim. Sur 36, le condyle interne 6 fois touche le second plan dont le tubercule interne alors est séparé par 1 à 2 millim.

Base. — Les deux condyles sont séparés l'un et l'autre ordinairement par 3 millim. Quelquefois l'intervalle est plus grand pour l'un ou l'autre.

Face palmaire. — Le condyle externe ou le tubercule interne est séparé par 1 millim. ou moins, quinze fois sur trente-six; quinze fois les quatre apophyses touchent ensemble; six fois le condyle interne ou le tubercule externe est séparé par 1 millim. ou moins. Le tubercule palmaire touche dans près des deux tiers des cas.

Côtés latéraux. — Le tubercule interne est séparé par 3 à 6 millim., l'externe par 1 à 3 millim. Sur trente-six, dix fois le tubercule externe est en contact; toujours l'intervalle est plus grand pour l'interne.

Phalangine de l'auriculaire.

Sommet. — Le condyle externe est séparé par 3 à 5 millim., l'interne par 1 millim. Sur trente-six, le condyle interne dix-huit fois touche le second plan dont le tubercule interne alors est séparé par 1 à 2 millim.

Base. — Le condyle externe est séparé par 1 à 3 millim., l'interne par 3 à 5 millim. Rarement l'intervalle est égal pour les deux condyles, très rarement il est plus grand pour l'externe.

Face palmaire. — Le condyle interne ou le tubercule externe est séparé par 1 à 2, rarement 4 millim. Sur trente-six, deux fois l'intervalle est zéro, les quatre apophyses étant en contact. Deux fois le tubercule palmaire est en contact.

Côtés latéraux. — Le tubercule interne est séparé par 2 à 5 millim., l'externe par 1 à 2 millim. Sur trente-six, vingt-deux fois le tubercule externe est en contact. Rarement l'intervalle est égal pour les deux condyles.

En résumé, par chacun des caractères de plan, les phalangines d'un côté sont distinguées de celles du côté opposé. En outre, elles sont distinguées, par l'application du sommet, en celles des deux derniers doigts et en celles des autres doigts; par l'application de la base, en celles de l'index et de l'auriculaire et en celles du médius et de l'annulaire; par l'application de la face palmaire, en celle de l'auriculaire et en celles des autres doigts; en celle de l'annulaire, dans les deux cinquièmes des cas, par le contact des quatre apophyses, et en celles des autres doigts; de plus en celles de l'annulaire et du médius, par le contact du tubercule palmaire, et en celles des autres doigts; par l'application des côtés, en celle de l'auriculaire, et en celles de l'index et du médius.

Les caractères peuvent manquer, celui du sommet, sur les phalangines de l'index dans un sixième des cas, et du médius dans un tiers des cas; celui de la base, sur la phalangine de l'index dans près d'un tiers des cas, rarement sur celle de l'auriculaire; rarement aussi l'application des côtés fait défaut sur les phalangines de l'index et du médius.

Phalangettes.

Sommet. — Les deux tubercules sont en contact avec le second plan dont les deux bords du sommet restent séparés par un intervalle plus grand pour l'externe sur les phalangettes des deux premiers doigts, pour l'interne sur celles des deux derniers doigts, l'intervalle étant le plus souvent égal pour les deux bords sur celle du médius. Du reste, l'intervalle du bord interne est d'autant plus petit que le doigt est plus en dehors, si bien que sur la phalangette du pouce, dans près de la moitié des cas, le bord interne touche en même temps que le tubercule interne qui même, dans quelques cas, est séparé du second plan par 1 à 2 millim.

Base. — Les deux tubercules touchent le second plan, les deux bords du sommet en restent séparés par un intervalle plus grand pour l'externe sur les phalangettes des deux premiers doigts, pour l'interne sur celles des deux derniers; sur celle du médius le plus souvent l'intervalle est égal pour les deux bords du sommet. L'intervalle du bord interne, en général, est d'autant plus petit que la phalangette est d'un doigt plus en dehors, ce caractère reproduisant complétement les résultats de l'application du sommet.

Face palmaire. — L'apophyse séparée est le tubercule externe de la base ou le bord interne du sommet sur les phalangettes des deux premiers doigts, le tubercule interne ou le bord externe sur celles des trois derniers doigts. La quatrième apophyse n'est séparée que par 1 à 2 millim., ou moins; souvent même l'intervalle est nul, les quatre apophyses touchant ensemble; bien plus, sur les phalangettes des trois doigts moyens le caractère peut être inverse, et n'a guère de valeur que pour les phalangettes du pouce et de l'auriculaire.

Côtés latéraux. — Sur les phalangettes des quatre premiers doigts, le bord externe du sommet est en contact par un point plus éloigné de la base que sur le bord externe; c'est l'inverse pour la phalangette de l'auriculaire.

Phalangette du pouce.

Sommet. — Le bord externe du sommet est séparé par 6 à 8 millim., l'interne par 1 millim. Sur trente-deux, quatorze fois le bord interne touche le second plan, le tubercule interne alors dix fois touchant en même temps et quatre fois se trouvant séparé.

Base. — Le bord externe est séparé par 6 à 8 millim; l'interne, sur trente-deux, dix-huit fois est séparé par 1 millim., douze fois il est en contact, le tubercule interne huit fois touchant en même temps, quatre fois étant séparé par 1 à 2 millim.

Face palmaire. — Le tubercule externe ou le bord interne du sommet est séparé par 1 à 2 millim. Dans la moitié des cas, l'intervalle est nul.

Côtés latéraux. — L'intervalle entre les deux points de contact du côté externe est plus grand que celui du côté interne.

Phalangette de l'index.

Sommet. — Le bord externe du sommet est séparé par 4 millim., l'interne par 1 à 2 millim.

Base. — Le bord externe est séparé par 2 à 5 millim., l'interne par 1 à 2 millim.

Face palmaire. — Caractère variable.

Côtés latéraux. — L'intervalle entre les deux points de contact du côté externe est plus grand que celui du côté interne.

Phalangette du médius.

Sommet. — L'intervalle est égal pour les deux bords du sommet dans plus de la moitié des cas; dans les autres cas, plus souvent l'intervalle du bord externe est plus petit que celui de l'interne.

Base. — L'intervalle est 1 à 2 millim. pour les deux bords du sommet dans les deux tiers des cas ; dans les autres cas, l'intervalle du bord interne est le plus grand.

Face palmaire. — Caractère nul.

Côtés latéraux. — L'intervalle entre les deux points de contact du côté externe est plus grand que celui du côté interne.

Phalangette de l'annulaire.

Sommet. — Le bord externe est séparé par 1 à 2 millim., l'interne par 2 à 4 millim. Quelquefois l'intervalle est égal pour les deux bords.

Base. — Le bord externe est séparé par 1 à 2 millim., l'interne par 3 à 4 millim. Rarement c'est l'inverse.

Face palmaire. — Le caractère varie.

Côtés latéraux. — Le bord externe du sommet est en contact par un point plus éloigné de la base que celui par lequel est en contact le bord interne.

Phalangette de l'auriculaire.

Sommet. — Le bord externe est séparé par 1 à 2 millim., l'interne par 3 à 5 millim.

Base. — Le bord externe est séparé par 1 à 2 millim., l'interne par 4 à 5 millim.

Face palmaire. — Le tubercule interne ou le bord externe du sommet est séparé par 1 à 2 millim.

Côtés latéraux. — L'intervalle entre les deux points de contact du côté interne est plus grand que celui qui sépare les deux points de contact du côté externe.

En résumé, par chacun des caractères de plan, les phalangettes d'un côté généralement sont différenciées de celles du côté opposé. De plus, les phalangettes sont distinguées, par l'application du sommet, en celles des deux premiers doigts et en celles des deux derniers doigts; de même par l'application de la base, par laquelle aussi la phalangette du médius est distinguée des autres; par l'application de la face palmaire, les phalangettes sont distinguées en celles des deux premiers doigts et en celles des trois derniers. Par l'application des côtés, celles des quatre premiers doigts sont distinguées de celle du dernier.

Les caractères font défaut, celui du sommet, dans la moitié des cas, sur la phalangette du médius, et parfois sur celle de l'annulaire; celui de la base, quelquefois sur les phalangettes de l'annulaire et du médius; celui de la face palmaire le plus souvent sur les phalangettes des trois doigts moyens.

CARACTÈRES DE PLAN SUR LES PHALANGES DES ORTEILS.

Phalanges.

Sommet. — Le tubercule externe de la base et le condyle interne du sommet touchent le second plan dont le condyle externe et le tubercule interne restent séparés. L'intervalle du tubercule interne est d'autant plus petit que la phalange appartient à un orteil placé plus en dedans, et même sur les phalanges des deux premiers orteils, dans la moitié des cas, le tubercule interne touche le second plan, et alors le condyle interne est séparé, mais par un intervalle plus petit que celui du condyle externe, ou bien, comme il arrive le plus souvent pour la phalange du deuxième orteil, le condyle et le tubercule internes touchent ensemble le second plan.

Base. — Sur la phalange du premier orteil, le tubercule interne et le condyle externe touchent le second plan dont le condyle interne et le tubercule externe restent séparés. Sur les phalanges des quatre derniers orteils, les tubercules sont en contact et les condyles séparés par un intervalle plus grand pour l'interne sur celles des trois orteils moyens, pour l'externe sur celle du cinquième orteil, et même, environ dans la moitié des cas, sur les phalanges des trois orteils moyens, le condyle externe touche en même temps que le tubercule qui est rarement séparé, et sur la phalange du cinquième orteil le condyle interne est en contact, le tubercule interne alors étant le plus souvent séparé.

Face plantaire. — L'apophyse séparée de la surface est le condyle interne ou le tubercule externe sur la phalange du premier orteil, le condyle externe ou le tubercule interne sur celles des quatre derniers orteils.

Côtés latéraux. — Le tubercule interne reste séparé de la surface que touche le tubercule externe. L'intervalle du tubercule interne est plus grand sur les phalanges des orteils extrêmes que sur celles des orteils moyens.

Phalange du premier orteil.

Sommet. — Le condyle externe est séparé par 4 à 6 millim., moins souvent par 2 à 3 millim. Le tubercule interne est séparé par 1 à 4 millim., vingt-quatre fois sur 46 ; dans les autres cas, le tubercule interne touche, le condyle interne étant séparé par 1 à 2 millim., intervalle quelquefois égal et même supérieur à celui du condyle externe.

Base. — Le condyle interne est séparé par 6 à 10 millim., le tubercule externe par 2 à 5 millim. Sur quarante-six, quatre fois seulement le tubercule externe n'est séparé que par 1 millim.

Face plantaire. — Le condyle interne ou le tubercule externe est séparé par 1 à 3 millim., rarement 4 millim. Sur quarante-six, treize fois le condyle externe ou le tubercule interne est séparé par 1 à 5 millim.

Côtés latéraux. — Le tubercule interne est séparé par 5 à 10 millim.

PHALANGE DU DEUXIÈME ORTEIL.

SOMMET. — Le condyle externe est séparé par 2 à 4 millim. Les condyle et tubercule internes, sur trente-quatre, dix-huit fois touchent ensemble; dans les autres cas, dix fois le tubercule est séparé seul et par 1 à 2 millim., et six fois le condyle est séparé seul et par 1 à 2 millim., intervalle d'ordinaire plus petit que celui du condyle externe.

BASE. — Le condyle interne est séparé par 2 à 5 millim., trente fois sur trente-deux, et deux fois par 1 millim. Le tubercule externe touche vingt-six fois, six fois il est séparé par 1 à 2 millim. Le condyle externe touche seize fois, seize fois il est séparé; le tubercule et le condyle externes touchent ensemble dix fois; l'intervalle qui, six fois, sépare le tubercule externe est 1 à 2 millim.; l'intervalle qui seize fois sépare le condyle externe est, huit fois, 1 millim. et plus petit que celui du condyle interne alors de 4 millim.; deux fois l'intervalle est de 1 millim. pour les deux condyles; enfin, six fois l'intervalle du condyle externe est 4 millim. et plus grand que celui de l'interne qui est alors 1 à 2 millim. Dans ces derniers cas, où l'intervalle est égal pour les deux condyles et plus petit six fois pour l'interne, le caractère de l'application du sommet est très marqué, le condyle externe étant séparé, sur les mêmes phalanges, par 4 à 5 millim., le condyle interne étant en contact. Ainsi, il existe une solidarité entre le caractère de l'application du sommet et celui de l'application de la base, de sorte qu'ils sont prononcés en raison inverse l'un de l'autre.

FACE PLANTAIRE. — Le condyle externe ou le tubercule interne est séparé par 2 à 4 millim.; une seule fois sur trente-six par 1 millim.

CÔTÉS LATÉRAUX. — Le tubercule interne est séparé par 4 millim.

PHALANGE DU TROISIÈME ORTEIL.

SOMMET. — Le condyle externe est séparé par 3 à 5 millim. Le condyle interne touche le second plan dont le tubercule interne est séparé par 1 à 2 millim. Une seule fois sur trente-quatre le tubercule et le condyle internes touchent ensemble.

BASE. — Le condyle interne est séparé par 2 à 5 millim.; le tubercule externe touche vingt-neuf fois sur trente-quatre; le condyle externe touche quinze fois, dix fois en même temps que le tubercule externe qui cinq fois est séparé par 1 millim. Dans les cas où le condyle externe est séparé, huit fois il l'est par 1 millim., le condyle interne l'étant par 4 à 5 millim. L'intervalle du condyle externe est quatre fois 2 à 4 millim., l'interne étant séparé deux fois par 2 millim., deux fois par 3 millim.

FACE PLANTAIRE. — Le condyle externe ou le tubercule interne est séparé par 1 à 3 millim. Sur trente-quatre, dix fois le condyle interne ou le tubercule externe est séparé par 1 millim. ou moins; six fois l'intervalle est nul, les quatre apophyses étant en contact.

Côtés latéraux. — Le tubercule interne est séparé par 3 à 6 millim.

Phalange du quatrième orteil.

Sommet. — Le condyle externe est séparé par 4 à 6 millim., le tubercule interne par 1 à 3 millim.

Base. — Le condyle interne est séparé, sur vingt-six, vingt fois par 4 à 5 millim, six fois par 2 millim. Le tubercule externe touche vingt-quatre fois, deux fois il est séparé par 1 millim. Le condyle externe douze fois est en contact, dix fois en même temps que le tubercule externe; il est séparé douze fois par un intervalle qui huit fois est 1 à 3 millim., et plus petit que celui du condyle interne, quatre fois de 2 millim. et égal à celui du condyle interne, enfin deux fois de 4 millim. et plus grand que celui du condyle interne, alors de 1 millim.

Face plantaire. — Le condyle externe ou le tubercule interne est séparé par 1 millim., rarement par 2 millim. Le condyle interne ou le tubercule externe, sur trente, six fois est séparé par 1 millim. ou moins; deux fois l'intervalle est nul, les quatre apophyses étant en contact.

Côtés latéraux. — Le tubercule interne est séparé par 4 à 8 millim.

Phalange du cinquième orteil.

Sommet. — Le condyle externe est séparé par 5 à 7 millim., le tubercule interne par 3 à 5, quelquefois 7 à 8 millim.

Base. — Le condyle interne, sur vingt-deux, dix fois est séparé par 2 à 5 millim, et douze fois est en contact, le tubercule interne étant séparé dix fois par 1 millim., deux fois par 2 millim. Le condyle externe est séparé par 2 à 5 millim., le condyle interne étant séparé dix fois, savoir : six fois par un intervalle de 2 millim. et égal à celui du condyle externe, et quatre fois par 4 à 5 millim., l'intervalle étant alors plus grand que celui du condyle externe.

Face plantaire. — Le condyle externe ou le tubercule interne est séparé par 2 à 4 millim. Sur trente, six fois le condyle interne ou le tubercule externe est séparé, mais par moins de 1 millim.

Côtés latéraux. — Le tubercule interne est séparé par 5 à 10 millim.

En résumé, par chacun des caractères de plan, les phalanges d'un côté sont distinguées de celles du côté opposé. De plus, les phalanges sont distinguées, par l'application du sommet, dans la moitié des cas, en celles des deux premiers orteils et en celles des trois derniers orteils; par l'application de la base, en celle du premier orteil et en celles des quatre derniers, aussi en celle du cinquième orteil et en celles des quatre premiers; par l'application de la face plantaire, en celle du premier orteil et en celles des quatre derniers orteils.

Le caractère de base quelquefois fait défaut sur les phalanges des trois orteils moyens; celui de la face plantaire fait défaut dans un tiers environ des cas sur les phalanges des premier et troisième orteils, dans moins d'un quart des cas sur la phalange du quatrième orteil.

PHALANGINES.

SOMMET. — Sur les phalangines des deuxième et cinquième orteils, les tubercules touchent, les condyles sont séparés par un intervalle d'ordinaire égal sur celle du deuxième orteil, par un intervalle plus grand pour le condyle externe sur celle du cinquième orteil. Sur les autres phalangines, le plus souvent le tubercule interne touche, et le condyle interne est séparé, le tubercule externe étant séparé et le condyle externe en contact sur celle du troisième orteil, le tubercule et le condyle étant plus souvent tous deux en contact sur celle du quatrième orteil.

BASE. — Sur la phalangine du deuxième orteil, le tubercule interne et le condyle externe sont en contact, le tubercule externe et le condyle interne sont séparés ; sur celle du troisième orteil, les deux tubercules sont en contact et les deux condyles séparés ; sur celles des deux derniers orteils, le condyle interne et le tubercule externe sont en contact, le tubercule interne et le condyle externe sont séparés.

FACE PLANTAIRE. — Le condyle interne ou le tubercule externe est séparé, toutefois l'inverse ayant lieu plus souvent sur la phalangine du quatrième orteil.

CÔTÉS LATÉRAUX. — Le tubercule interne est séparé de la surface que touche le tubercule externe, ou dont le tubercule externe est aussi séparé, mais par un intervalle plus petit que l'interne.

PHALANGINE DU DEUXIÈME ORTEIL.

SOMMET. — Les deux condyles sont séparés chacun par 1 à 2 millim. Sur quarante, douze fois le tubercule interne, six fois l'externe sont séparés par 1 à 2 millim.

BASE. — Le condyle interne est séparé par 2 à 4 millim., le tubercule externe par 1 millim. Sur quarante, deux fois le tubercule externe touche en même temps que le condyle externe.

FACE PLANTAIRE. — Le condyle interne ou le tubercule externe est séparé par 1 à 2 millim. Sur quarante, quatorze fois l'intervalle est nul ou bien le condyle externe est séparé par 1 millim. ou moins.

CÔTÉS LATÉRAUX. — Le tubercule interne est séparé par 2 à 5 mill. Le tubercule externe, sur quarante fois, six fois est séparé, mais seulement par 2 millim.

PHALANGINE DU TROISIÈME ORTEIL.

SOMMET. — Le tubercule interne est en contact trente-quatre fois sur quarante ; six fois il est séparé par 1 millim. ; le condyle interne est séparé par 1, rarement 2 millim. Le tubercule externe le plus souvent est séparé, le condyle externe en contact ; l'inverse n'est pas rare.

BASE. — Les deux tubercules sont en contact, les condyles séparés, l'interne par 1 à 2 millim., l'externe par 1 millim. Mais on trouve souvent l'un ou l'autre condyle en contact en même temps que le tubercule correspondant, quelquefois même ce tubercule restant séparé.

Face plantaire. — Le condyle interne ou le tubercule externe est séparé par 1 millim. Dans un quart des cas, ou bien l'inverse a lieu, ou bien l'intervalle est nul, les quatre apophyses étant en contact.

Côtés latéraux. — Le tubercule interne est séparé par 2 à 4 mill. Le tubercule externe est séparé dans près de la moitié des cas, mais seulement par 1 à 2 millim.

Phalangine du quatrième orteil.

Sommet. — Le tubercule interne est en contact, le condyle interne séparé par 1 millim., rarement 2 millim. Le tubercule et le condyle externes d'ordinaire touchent simultanément, sinon l'un ou l'autre, et plus souvent le tubercule est séparé par 1 à 2 millim.

Base. — Le condyle externe et le tubercule interne sont séparés par 1 à 2 millim. Dans quelques cas, le tubercule interne est en contact, le condyle interne alors restant séparé par moins de 1 millim.

Face plantaire. — Le condyle externe ou le tubercule interne est séparé par 1 millim. Dans un tiers des cas c'est l'inverse.

Côtés latéraux. — Le tubercule interne est séparé par 2 à 4 millim. L'externe est aussi séparé le plus souvent, et quelquefois par un intervalle plus grand que celui du tubercule interne.

Phalangine du cinquième orteil.

Sommet. — Les condyles sont séparés, l'interne par 1 millim., l'externe par 2 millim., dans les quatre cinquièmes des cas.

Base. — Le tubercule interne est séparé par 1 millim., le condyle externe par 1 à 2 millim.

Face plantaire. — Le condyle interne ou le tubercule externe est séparé par 1 millim. Quelquefois c'est l'inverse ou le caractère est nul.

Côtés latéraux. — Le tubercule interne est séparé par 2 à 3 mill. Rarement il est en contact.

En résumé, par les caractères de plan, les phalangines d'un côté sont différenciées de celles du côté opposé. En outre, par l'application du sommet, les phalangines du deuxième orteil, dans la moitié des cas, et du cinquième orteil dans les deux tiers des cas, sont différenciées des autres. Par l'application de la base, les phalangines des deuxième et troisième orteils sont distinguées chacune des autres. Par l'application de la face plantaire, la phalangine du quatrième orteil est différenciée des autres.

Le caractère du sommet, peu marqué sur les phalangines des orteils, varie, de sorte qu'il n'a presque aucune valeur, ce qui résulte en partie des fréquentes difformités des orteils, en partie de ce que les condyles, même à l'état sain, ne sont que fort peu distincts, la poulie qui les sépare étant d'ordinaire à peine appréciable, souvent même se trouvant remplacée par une surface convexe en tous sens sur les phalangines des derniers orteils. Le caractère de base fait souvent défaut sur la phalangine du troisième orteil, très rarement sur celle du quatrième, plus rarement encore sur celle du deuxième orteil. Le caractère de face varie souvent, et d'ailleurs est peu marqué.

PHALANGETTES.

SOMMET. — Les tubercules de la base touchent le second plan dont les bords du sommet sont séparés par un intervalle plus grand pour l'interne sur les phalangettes des premier et cinquième orteils, pour l'externe sur celles des troisième et quatrième orteils ; et même, pour la phalangette du premier orteil, dans la moitié des cas, le bord externe du sommet touche le second plan dont le tubercule externe alors reste séparé. Sur la phalangette du deuxième orteil, les deux tubercules touchent et les deux bords du sommet sont séparés par un intervalle égal, sinon plus grand pour l'un ou l'autre.

BASE. — Les deux tubercules sont en contact et les deux bords du sommet séparés par un intervalle plus grand pour l'interne sur les phalangettes des deux premiers et du cinquième orteils, plus petit sur celle du quatrième orteil, ordinairement égal pour les deux bords sur celle du troisième orteil. L'intervalle du bord externe est d'autant plus petit que l'orteil est plus en dedans, et même sur la phalangette du premier orteil, dans la moitié des cas, le bord externe est en contact, alors le tubercule externe plus souvent étant séparé, moins souvent en contact aussi.

FACE PLANTAIRE. — Le bord interne du sommet ou le tubercule externe est séparé sur les phalangettes des deux premiers et des deux derniers orteils ; c'est l'inverse sur celle du troisième orteil.

CÔTÉS LATÉRAUX. — Le bord interne du sommet touche la surface par un point plus éloigné de la base que celui par lequel s'applique le bord externe.

PHALANGETTE DU PREMIER ORTEIL.

SOMMET. — Le bord interne est séparé par 6 à 10 millim., l'externe par 1 à 3 millim. Sur vingt-six, douze fois le bord externe est en contact, le tubercule externe étant alors séparé par 1 à 2 millim.

BASE. — Le bord interne est séparé par 6 à 10 millim., l'externe par 1 à 3 millim. Sur vingt-six, douze fois le bord externe est en contact, le tubercule externe alors quatre fois étant aussi en contact, huit fois étant séparé par 1 à 2 millim.

FACE PLANTAIRE. — Le bord interne du sommet ou le tubercule externe est toujours séparé par 2 à 5 millim.

PHALANGETTE DU DEUXIÈME ORTEIL.

SOMMET. — Les deux bords du sommet sont sépares chacun par un intervalle de 2 à 4 millim., dans près de la moitié des cas; dans les autres, l'intervalle est plus grand aussi souvent pour le bord externe que pour l'interne.

BASE. — Le bord interne du sommet est séparé par 3 à 4 millim., l'externe par 2 à 3 millim. Dans un tiers des cas, l'intervalle est égal pour les deux bords.

FACE PLANTAIRE. — Le bord interne ou le tubercule externe est séparé par 1 millim. ou moins. Rarement l'intervalle est nul.

PHALANGETTE DU TROISIÈME ORTEIL.

SOMMET. — Le bord interne est séparé par 1 à 3 millim., l'externe par 2 à 4 millim. Dans la moitié des cas, l'intervalle est soit égal pour les deux bords, soit plus petit pour l'externe.

BASE. — Les deux bords du sommet sont séparés par 2 à 3 millim. Quelquefois l'intervalle est plus grand pour le bord externe, plus rarement pour l'interne.

FACE PLANTAIRE. — Le bord externe ou le tubercule interne est séparé par 1 millim. Dans un quart des cas l'inverse a lieu.

PHALANGETTE DU QUATRIÈME ORTEIL.

SOMMET. — Le bord interne du sommet est séparé par 1 à 3 millim., l'externe par 3 à 4 millim. Dans près d'un quart des cas, l'intervalle est égal pour les deux bords.

BASE. — Le bord interne du sommet est séparé par 2 à 3 millim., l'externe par 3 à 4 millim.

FACE PLANTAIRE. — Le bord interne du sommet ou le tubercule externe est séparé par 1 à 2 millim. Dans un quart des cas, l'intervalle est nul.

PHALANGETTE DU CINQUIÈME ORTEIL.

SOMMET. — Le bord interne du sommet est séparé par 3 à 5 millim., l'externe par 1 à 3 millim. Dans un sixième des cas, l'intervalle est à peu près égal pour les deux bords.

BASE. — Le bord interne est séparé par 4 à 5 millim., l'externe par 1 à 3 millim.

FACE PLANTAIRE. — Le bord interne ou le tubercule externe est séparé par 1 à 2 millim.

En résumé, par les caractères de plan, les phalangettes d'un côté sont différenciées de celles du côté opposé. En même temps, par l'application du sommet, la phalangette du quatrième orteil est différenciée de celle du premier orteil, et le plus souvent de celle du cinquième : celles des premier et cinquième orteils sont aussi distinguées l'une de l'autre. Par l'application de la base, les phalangettes des troisième et quatrième orteils diffèrent l'une de l'autre ; dans la moitié des cas, elles diffèrent aussi de celles des autres orteils ; celle du deuxième orteil diffère de celle du quatrième et ordinairement de celle du troisième , qui le plus souvent aussi est différenciée des autres ; celle du cinquième orteil est distinguée de celles des deux orteils précédents. Par l'application de la face plantaire, la phalangette du troisième orteil le plus souvent est différenciée des autres.

Le caractère de sommet, le plus souvent, est nul sur les phalangettes des deuxième et troisième orteils.

Le caractère de base fait défaut, dans un tiers des cas, sur la phalangette du troisième orteil.

Le caractère de côtés quelquefois fait défaut sur la phalangette du quatrième orteil.

CARACTÈRES DE CONFIGURATION.

Les caractères de configuration résultent : 1° des différences entre les tubercules latéraux de la base ; 2° des différences entre les bords de la diaphyse ; 3° des différences entre les condyles du sommet.

CARACTÈRES DE CONFIGURATION A LA FOIS SUR LES PHALANGES DES DOIGTS ET SUR CELLES DES ORTEILS.

Tubercules. — Sur les phalanges des trois premiers doigts et des trois premiers orteils, le tubercule initial de la base est plus gros que le terminal ; c'est l'inverse sur les phalanges du dernier doigt et des deux derniers orteils.

Sur les phalangines des deuxième et troisième doigts, des deuxième et troisième orteils, le tubercule initial est plus saillant que le terminal ; c'est l'inverse sur les phalangines des deux derniers doigts et des deux derniers orteils.

Sur les phalangettes des doigts et des deux premiers orteils, le tubercule initial est plus saillant que le terminal ; c'est l'inverse sur les phalangettes des trois derniers orteils.

Bords. — Sur les phalanges des trois premiers doigts, du premier et des trois derniers orteils, le bord initial est plus concave que le terminal ; c'est l'inverse sur les phalanges des deux derniers doigts et du deuxième orteil.

Sur les phalangines des doigts, des deuxième et troisième orteils, le bord initial est plus courbe et plus irrégulier que le terminal ; c'est l'inverse sur les phalangines des deux derniers orteils.

Sur les phalangettes des deux premiers doigts et des quatre derniers orteils, le bord initial est moins concave que le terminal ; c'est l'inverse sur les phalangettes des trois derniers doigts et du premier orteil.

Condyles. — Sur les phalanges du premier et des deux derniers doigts et du dernier orteil, le condyle initial est plus grand que le terminal; c'est l'inverse sur les phalanges des deuxième et troisième doigts et des quatre premiers orteils.

Sur les phalangines des deuxième et troisième doigts, des deuxième et troisième orteils, le condyle terminal est plus grand que l'initial; c'est l'inverse sur les phalangines des deux derniers doigts et des deux derniers orteils.

Sur les phalangettes des doigts et des orteils, le bord terminal du sommet est plus saillant que le bord initial.

CARACTÈRES DE CONFIGURATION SUR LES PHALANGES DES DOIGTS.

PHALANGES.

TUBERCULES. — Sur les phalanges des trois premiers doigts, le tuber cule externe est plus gros que l'interne. En même temps, l'extrémité externe de la base est plus grosse que l'interne, et la demi-circonférence externe de sa cavité est plus large que l'interne. Au contraire, sur la phalange de l'auriculaire, le tubercule interne est plus gros que l'externe.

BORDS. — Sur les phalanges des trois premiers doigts, le bord externe est plus concave que l'interne; il est aussi plus voisin du plan dorsal que du plan palmaire. D'ailleurs, la face palmaire de la diaphyse s'incline, surtout au-dessous de la base, vers le bord plus concave qui aussi plus épais ne forme pas une limite précise entre les deux faces; tandis que le bord interne, plus droit, plus mince, mieux marqué, établit une démarcation bien tranchée entre les deux faces. C'est l'inverse sur les phalanges des deux derniers doigts.

CONDYLES. — Sur les phalanges du premier et des deux derniers doigts, le condyle externe est plus grand et présente une surface articulaire plus large que le condyle interne. C'est l'inverse sur les phalanges de l'index et du médius. Le caractère est à son maximum sur la phalange du pouce.

PHALANGE DU POUCE.

TUBERCULES. — Le plus gros volume de l'extrémité externe de la base est apparent surtout du côté palmaire, le tubercule externe formant au-dessus de la diaphyse une saillie plus considérable que celle du tubercule interne, différence que les caractères des bords de la diaphyse concourent à rendre plus apparente.

BORDS. — Le bord externe, vers lequel s'incline obliquement la face palmaire, a une concavité très prononcée, tandis que le bord interne forme une ligne mince entre les faces, depuis la base jusqu'au sommet.

PHALANGE DE L'INDEX.

TUBERCULES. — Le volume beaucoup plus considérable du tubercule externe est très évident; la demi-circonférence externe de la cavité est entourée par un bord saillant qui a son sommet en dehors, prolongeant ainsi la base au delà de sa cavité; tandis que la demi-circonférence interne n'a qu'un tubercule pointu et saillant seulement près du côté palmaire.

BORDS. — Le bord externe, plus irrégulier que l'interne, présente une crête oblique de la partie antérieure du tubercule externe à la partie postérieure du condyle externe où la crête est plus rugueuse; tandis que le bord interne est plus droit, la face palmaire d'ailleurs s'inclinant obliquement vers le bord externe.

PHALANGE DU MÉDIUS.

TUBERCULES. —Le plus gros volume du côté externe de la base est encore bien apparent sur le plan de la cavité où l'on voit la demi-circonférence externe circonscrite par un rebord saillant, mais moins que sur la phalange de l'index. D'ailleurs, sur celle du médius, le tubercule externe est partagé, à son sommet, par une dépression verticale, en deux mamelons, un antérieur, l'autre postérieur, tandis que le tubercule interne n'est saillant que du côté palmaire de la demi-circonférence interne.

BORDS. — Le caractère est le même, seulement moins marqué que sur la phalange de l'index.

PHALANGE DE L'ANNULAIRE.

TUBERCULES. — La différence entre les deux tubercules est telle que l'externe est plus saillant du côté palmaire, l'interne du côté dorsal.

BORDS. —Comme sur la phalange de l'auriculaire, mais d'une manière moins marquée, le bord externe est plus régulier, plus droit, plus mince, et la face palmaire oblique en dedans et en arrière.

PHALANGE DE L'AURICULAIRE.

TUBERCULES. — Le tubercule externe, plus petit que l'interne, a son sommet du côté palmaire, tandis que le tubercule interne forme autour de la demi-circonférence interne une saillie très marquée, soit du côté de la cavité de la base, soit au-dessus du bord de la diaphyse, dont les caractères concourent à rendre plus apparentes les différences des deux tubercules.

BORDS. — Le caractère inverse de celui des phalanges des trois premiers doigts est très prononcé; le bord externe, plus droit, plus mince, plus saillant que l'interne, forme entre les deux faces une crête oblique de la partie antérieure du tubercule externe à la partie postérieure du condyle externe, crête qui sépare distinctement les faces; tandis que le bord interne, plus concave, plus épais, plus lisse, sépare moins nettement les deux faces qui se contournent l'une vers l'autre.

En résumé, par chacun des caractères de configuration, les phalanges d'un côté sont différenciées de celles du côté opposé. En outre, par le caractère des tubercules, elles sont distinguées : 1° en celles des trois premiers doigts, sur lesquelles le tubercule externe est plus gros que l'interne, et sur lesquelles aussi l'extrémité externe de la cavité de la base, ainsi que sa demi-circonférence externe sont plus grandes que les internes; 2° en celle du dernier doigt, sur laquelle c'est l'inverse ; 3° en celle de l'annulaire, sur laquelle les deux tubercules sont à peu près de même volume, toutefois l'externe paraissant plus saillant du côté palmaire, l'interne du côté dorsal. Les phalanges des trois premiers doigts peuvent encore être différenciées entre elles par la saillie considérable du tubercule externe sur la phalange de l'index, et par les deux mamelons, l'un antérieur, l'autre postérieur, de ce tubercule sur la phalange du médius. Par le caractère des bords, les phalanges sont partagées, 1° en celles des trois premiers doigts, sur lesquelles le bord externe, plus concave, plus épais, plus lisse, et plus voisin du plan dorsal, sépare moins nettement les faces que le bord interne qui, plus droit, plus mince, mieux marqué et plus voisin du plan palmaire, forme entre les deux faces une séparation plus précise ; 2° en celles des deux derniers doigts, sur lesquelles c'est l'inverse. La phalange du pouce diffère encore de celles des deux doigts suivants, en ce que son bord externe a sa concavité très prononcée, en ce que son bord interne forme, dans toute sa longueur, une ligne mince séparant les faces; tandis que, sur les phalanges de l'index et du médius, le bord externe présente une crête oblique de la partie antérieure du tubercule à la partie postérieure du condyle, crête surtout prononcée sur la phalange de l'index. Par le caractère des condyles, les phalanges sont distinguées, 1° en celles du premier et des deux derniers doigts, sur lesquelles le condyle externe est plus grand et a une surface articulaire plus large que l'interne; 2° en celles de l'index et du médius, sur lesquelles l'inverse a lieu.

PHALANGINES.

TUBERCULES. — Sur les phalangines de l'index et du médius, le tubercule externe a son sommet plus pointu que l'interne, et il forme une saillie bien visible en dehors de la cavité de la base. De plus, la demi-circonférence externe est moins grande que l'interne, et la facette articulaire externe est plus petite que l'interne. Sur les phalangines des deux derniers doigts, la demi-circonférence externe est plus large et circonscrit une facette plus étendue que l'interne ; le tubercule interne aussi est plus pointu et forme une saillie bien apparente en dedans de la cavité. Sur la phalangine de l'index, la saillie du tubercule externe en dehors de la cavité est plus marquée que sur celle du médius. Sur la phalangine de l'auriculaire, le tubercule interne forme en dedans de la cavité une saillie plus évidente que sur celle de l'annulaire.

BORDS. — Le bord externe, plus courbe, plus irrégulier que l'interne, du côté palmaire est lisse et concave dans sa moitié inférieure, au contraire convexe dans sa moitié supérieure où il forme une crête saillante;

tandis que le bord interne forme une ligne moins saillante au-dessous de la base et une concavité presque nulle au-dessus du sommet, différences bien visibles sur le profil des bords.

Condyles. — Sur les phalangines de l'index et du médius, le condyle interne est plus grand et forme une surface articulaire plus étendue que l'externe. Sur les phalangines des deux derniers doigts, c'est l'inverse.

En résumé, par chacun des caractères de configuration, les phalangines d'un côté peuvent être différenciées de celles du côté opposé; et par le caractère des tubercules, elles sont partagées, 1° en celles de l'index et du médius, sur lesquelles le tubercule externe est plus pointu et plus saillant que l'interne, la demi-circonférence interne et la facette articulaire interne étant plus grandes que les externes; 2° en celles des deux derniers doigts, sur lesquelles c'est l'inverse. Du reste, le caractère est plus prononcé sur la phalangine de l'index et de l'auriculaire que sur les autres. Par le caractère des condyles, les phalangines sont divisées, 1° en celles de l'index et du médius, sur lesquelles le condyle interne est plus grand et a une surface articulaire plus étendue que l'externe; 2° en celles des deux derniers doigts, sur lesquelles c'est l'inverse.

Phalangettes.

Tubercules. — Le tubercule externe de la base est généralement plus développé que l'interne; la demi-circonférence externe est plus grande et circonscrit une facette articulaire plus étendue que l'interne, différence d'autant plus prononcée que la phalangette est d'un doigt placé plus en dehors.

Bords. — Le bord externe forme une courbe moins profonde que l'interne, qui est moins droit et plus épais sur les phalangettes des deux premiers doigts; c'est l'inverse sur celles des trois derniers doigts.

Bords du sommet. — Le bord interne du sommet forme une saillie plus grande, plus large, plus marquée que le bord externe qui est mieux parallèle à l'axe de l'os, ce qu'on voit surtout du côté dorsal.

Phalangette du pouce.

Tubercules. — Le volume plus considérable du tubercule externe et l'étendue plus grande de la facette articulaire externe sont très marqués. De plus, le diamètre transverse de la base est très oblique de dehors en dedans et de haut en bas.

Phalangette de l'index.

Tubercules. — Le plus grand volume du tubercule externe forme en dehors de la cavité un rebord qui n'existe pas au-dessous de son extrémité interne, celle-ci, en outre, ayant moins d'étendue d'avant en arrière que l'externe.

Phalangette du médius.

Tubercules. — Le caractère est peu marqué; toutefois l'extrémité externe de la base est plus grosse que l'interne.

Phalangette de l'annulaire.

Tubercules. — L'extrémité externe de la base, du côté de la cavité, a encore plus d'étendue d'avant en arrière que l'extrémité interne.

Phalangette de l'auriculaire.

Tubercules. — Le caractère est peu apparent.

En résumé, par les caractères de configuration, les phalangettes droites sont différenciées des gauches. Par le caractère des bords de la diaphyse, les phalangettes sont distinguées, 1° en celles des deux premiers doigts, sur lesquelles le bord externe forme une courbe moins concave que l'interne qui est plus épais; 2° en celles des trois derniers doigts, sur lesquelles c'est le contraire.

CARACTÈRES DE CONFIGURATION SUR LES PHALANGES DES ORTEILS.

Phalanges.

Tubercules. — Sur les phalanges des trois premiers orteils, le tubercule interne est plus saillant que l'externe, c'est l'inverse sur celles des deux derniers orteils. En outre, la demi-circonférence de la cavité de la base sur la phalange du premier orteil, l'interne sur les phalanges des quatre derniers orteils, est plus courbe et plus grande.

Bords. — Le bord interne plus courbe que l'externe sur la phalange du premier orteil, au contraire moins courbe sur celle du deuxième orteil, sépare plus nettement les deux faces que le bord externe; sur les phalanges des trois derniers orteils, le bord externe, plus droit, plus mince, plus inférieur, limite mieux les deux faces par une crête saillante, surtout vers la base; tandis que le bord interne, plus courbe, plus épais, ne sépare pas nettement les faces qui se contournent l'une vers l'autre, caractère à son maximum sur la phalange du cinquième orteil d'où il va diminuant successivement jusqu'à celle du deuxième orteil.

Condyles. — Sur les phalanges des quatre premiers orteils, le condyle externe est plus considérable que l'interne; c'est l'inverse sur la phalange du cinquième orteil (1).

Phalange du premier orteil.

Tubercules. — C'est du côté dorsal qu'on voit bien que le tubercule interne est plus gros et plus saillant que l'externe, car du côté plantaire la disposition des bords de la diaphyse rend la différence moins

(1) S.-T. Sœmmerring (*Encycl. anat.*, *Ostéologie*, p. 180) a dit quelques mots sur ce caractère : le condyle externe est plus considérable que l'interne sur la phalange du gros orteil, et l'interne plus considérable sur la phalange des autres orteils. On voit que nos recherches ne nous ont pas conduit aux mêmes résultats.

apparente. La demi-circonférence externe de la cavité forme une courbe plus grande que l'interne qui est débordée par la saillie du tubercule interne, ce qui n'a pas lieu du côté externe.

BORDS. — La courbure plus grande du bord interne se remarque surtout du côté dorsal ; au contraire, du côté plantaire, on voit bien le bord interne plus mince que l'externe, et séparant plus nettement les faces, tandis que le bord externe, plus droit, plus épais, plus lisse, ne sépare pas distinctement les faces.

CONDYLES. — Le condyle interne est moins gros, mais plus étendu transversalement que l'externe qui, plus volumineux, mieux arrondi, a son diamètre dorso-plantaire plus grand et son côté non articulaire un peu concave, celui du condyle externe étant convexe.

PHALANGE DU DEUXIÈME ORTEIL.

TUBERCULES. — Le tubercule interne est plus pointu et plus saillant que l'externe qui paraît plus gros du côté plantaire. La demi-circonférence interne de la cavité est plus courbe et plus grande que l'externe.

BORDS. — Le bord interne, plus droit, plus mince, plus inférieur, limite plus nettement les faces par une ligne saillante surtout vers la base ; tandis que le bord externe, plus courbe, plus épais, plus mousse, ne forme pas de démarcation précise entre les faces.

CONDYLES. — Le condyle externe est plus considérable et forme une courbe d'un diamètre plus grand que l'interne qui, bien que mieux aplati transversalement, a son côté non articulaire convexe, celui du condyle externe étant un peu concave.

PHALANGE DU TROISIÈME ORTEIL.

TUBERCULES. — Le caractère est le même, mais moins marqué que sur la phalange du deuxième orteil.

CONDYLES. — Le condyle externe est plus considérable et d'un diamètre un peu plus grand que celui du condyle interne dont le côté non articulaire est convexe, celui de l'externe étant aplati.

PHALANGE DU QUATRIÈME ORTEIL.

TUBERCULES. — Le tubercule externe est un peu plus gros et plus saillant que l'interne.

CONDYLES. — Le caractère est le même, mais moins prononcé que sur la phalange du troisième orteil.

PHALANGE DU CINQUIÈME ORTEIL.

TUBERCULES. — L'externe est plus gros et plus saillant que l'interne.

CONDYLES. — L'interne est plus grand, plus saillant en avant que l'externe, d'où résulte pour le sommet de l'os une obliquité de dedans en dehors et d'avant en arrière. Du reste, le côté non articulaire du condyle externe est mieux aplati que celui de l'interne qui est convexe et tuberculeux.

En résumé, par chacun des caractères de configuration, les phalanges d'un côté sont distinguées de celles du côté opposé. En même temps, par le caractère des tubercules, les phalanges sont distinguées: 1° en celle du premier orteil, sur laquelle le tubercule interne est plus saillant que l'externe, et la demi-circonférence externe plus grande que l'interne; 2° en celles des deuxième et troisième orteils, sur lesquelles le tubercule interne est plus saillant que l'externe et la demi-circonférence interne plus grande que l'externe; 3° en celles des deux derniers orteils, sur lesquelles le tubercule externe est plus gros et plus saillant que l'interne, et la demi-circonférence interne plus grande que l'externe. Le caractère est plus marqué sur la phalange du deuxième orteil que sur celle du troisième, et sur celle du cinquième que sur celle du quatrième. Par le caractère des bords, les phalanges sont partagées: 1° en celle du premier orteil, sur laquelle le bord interne est plus courbe, plus mince et séparant, du côté plantaire, plus nettement les faces que le bord externe qui, plus droit, plus épais, plus lisse, ne limite pas distinctement les faces; 2° en celle du deuxième orteil, sur laquelle le bord externe est plus courbe, plus épais, plus lisse, et sépare moins nettement les faces que le bord interne qui, plus droit, plus mince, plus inférieur, limite distinctement les faces par une ligne saillante surtout vers la base; 3° en celles des trois derniers orteils, sur lesquelles le bord externe, moins courbe, plus mince, plus inférieur, limite plus distinctement les faces par une crête saillante surtout vers la base, le bord interne étant plus courbe, plus épais, et séparant moins nettement les faces. Les phalanges des trois derniers orteils, comparées entre elles, se distinguent les unes des autres en ce que le caractère est à son maximum sur celle du cinquième orteil, moins marqué sur celle du quatrième, moins encore sur celle du cinquième. Par le caractère des condyles, les phalanges sont distinguées: 1° en celles des quatre premiers orteils, sur lesquelles le condyle externe est plus considérable que l'interne; 2° en celle du cinquième orteil, sur laquelle le contraire a lieu.

Phalangines.

Tubercules. — Sur les phalangines des deuxième et troisième orteils, le tubercule interne est plus saillant que l'externe; c'est l'inverse sur celles des deux derniers orteils.

Bords. — Sur les phalangines des deuxième et troisième orteils, le bord interne, plus courbe, est plus épais, plus long, et ne sépare pas nettement les faces qui s'inclinent l'une vers l'autre; le bord externe, plus droit, plus court, plus saillant, sépare distinctement les faces par une petite crête, ce qu'on voit mieux sur la phalangine du deuxième orteil que sur celle du troisième. Sur les phalangines des deux derniers orteils, le bord interne est plus droit, plus court, presque nul; le bord externe est plus long et sépare les faces par une crête légère, ce bord, sur la phalangine du cinquième orteil, n'étant qu'une dépression linéaire entre la base et le sommet.

CONDYLES. — Sur les phalangines des deuxième et troisième orteils, le condyle externe est plus considérable que l'interne; l'inverse a lieu sur les phalangines des deux derniers orteils.

PHALANGINE DU DEUXIÈME ORTEIL.

TUBERCULES. — L'interne est plus saillant que l'externe, et aussi plus prolongé vers la cavité de la base dont cette saillie semble produire l'obliquité prononcée. En même temps, la facette articulaire externe est plus large que l'interne.

PHALANGINE DU TROISIÈME ORTEIL.

TUBERCULES. — Le caractère est le même, mais moins prononcé que sur la phalangine du deuxième orteil.

PHALANGINE DU QUATRIÈME ORTEIL.

TUBERCULES. — Le tubercule externe est beaucoup plus gros et plus saillant que l'interne; il est aussi plus prolongé vers la cavité, d'où semble résulter une obliquité de cette cavité, disposition inverse de celle des phalangines des deux orteils qui précèdent.

PHALANGINE DU CINQUIÈME ORTEIL.

TUBERCULES. — L'externe est plus gros que l'interne.

En résumé, par les caractères de configuration, les phalangines des orteils d'un côté sont distinguées de celles du côté opposé. En outre, par le caractère des tubercules, les phalangines sont distinguées, 1° en celles des deuxième et troisième orteils, sur lesquelles le tubercule interne est plus gros et plus saillant que l'externe, et la facette articulaire externe est plus large que l'interne; 2° en celles des deux derniers orteils, sur lesquelles c'est l'inverse. Le caractère est plus marqué sur la phalangine du deuxième orteil que sur celle du troisième, et plus sur celle du quatrième que sur celle du cinquième. Par le caractère des bords, les phalangines sont divisées, 1° en celles des deuxième et troisième orteils, sur lesquelles le bord interne est plus courbe, plus épais, plus long, et ne sépare pas nettement les faces, le bord externe, plus droit, plus court, plus saillant, séparant les faces par une crête légère; 2° en celles des deux derniers orteils, sur lesquelles le bord interne est plus droit, plus court, presque nul, le bord externe étant plus long. Le caractère est plus marqué sur les phalangines des deuxième et cinquième orteils que sur les autres. Par le caractère des condyles, les phalangines sont partagées, 1° en celles des deuxième et troisième orteils, sur lesquelles le condyle externe est plus considérable que l'interne; 2° en celles des deux derniers orteils, sur lesquelles c'est l'inverse.

PHALANGETTES.

TUBERCULES. — Sur les phalangettes des deux premiers orteils, le tubercule interne est plus gros que l'externe ; c'est l'inverse sur celles des trois derniers orteils.

Bords. — L'externe est plus courbe que l'interne sur les phalangettes des quatre derniers orteils ; c'est l'inverse sur celle du premier orteil.

Bords du sommet. — Le bord interne du sommet, plus court que l'externe, forme une courbe plus saillante.

Phalangette du premier orteil.

Tubercules. — Le tubercule interne est au moins trois fois plus gros que l'externe ; en même temps, la facette articulaire externe est oblique, plus large et plus profonde que l'interne (1).

Bords. — Le bord interne, plus courbe, plus long, plus mince, lisse, ne sépare pas distinctement les faces dont il permet au contraire la réunion par un plan oblique de la partie interne et dorsale de la base à la partie antérieure de la face plantaire ; le bord externe, moins courbe, plus court, plus épais, rugueux, du côté plantaire limite assez nettement les faces entre elles.

Bords du sommet. — Le bord interne du sommet est moins convexe, plus rugueux, plus épais, plus renversé sur le côté dorsal et moins prolongé vers la base ; le bord externe, plus droit, est mieux parallèle au bord de la diaphyse, ce qui joint à la différence des tubercules fait paraître le bord interne de la diaphyse plus court.

Phalangette du deuxième orteil.

Tubercules. — L'interne est plus gros, l'externe plus pointu ; la facette articulaire interne a son diamètre dorso-plantaire plus grand que la facette articulaire externe.

Bords. — Le bord interne, plus droit, plus court, est moins lisse et limite les faces par une ligne légèrement saillante ; le bord externe, plus courbe, plus lisse, plus long, ne sépare pas les faces inclinées l'une vers l'autre.

Bords du sommet. — Le bord interne du sommet, plus court, est aussi plus épais, plus saillant, plus recourbé vers le côté dorsal que le bord externe.

Phalangettes des troisième, quatrième et cinquième orteils.

Tubercules. — Le tubercule externe est plus gros que l'interne.

Bords. — Le bord interne, moins courbe, a plus de longueur et ne sépare pas aussi nettement les faces que le bord externe qui, plus courbe, plus court, forme entre ces faces une séparation bien marquée du côté plantaire, par une crête rugueuse ; caractère mieux apparent sur la phalangette du cinquième orteil, et peu prononcé sur celle du quatrième. D'ailleurs, la concavité des bords de ces phalangettes forme

(1) S.-T. Sœmmerring (*Encyclop. anat.*) a dit aussi : le compartiment interne de la surface articulaire de la phalangette du gros orteil est plus grand que l'externe.

le plus souvent, avec la saillie du tubercule de la base et des rugosités du sommet, une sorte d'anneau ou d'échancrure d'un plus petit diamètre, plus profonde et plus fermée sur le bord externe ; d'un plus grand diamètre, moins profonde et plus largement ouverte sur le bord interne.

Bords du sommet. — Le bord interne du sommet, plus court, est aussi plus épais, plus saillant, plus recourbé vers le côté dorsal que le bord externe.

En résumé, par les caractères de configuration, les phalangettes d'un côté sont distinguées de celles du côté opposé. En outre, par le caractère des tubercules, les phalangettes sont distinguées, 1° en celle du premier orteil, sur laquelle le tubercule interne est plus gros que l'externe, et la facette articulaire externe est plus large que l'interne ; 2° en celle du deuxième orteil, sur laquelle le tubercule interne est plus gros que l'externe, et la facette articulaire interne est plus large que l'externe ; 3° en celles des trois derniers orteils, sur lesquelles le tubercule externe est plus gros que l'interne. Par le caractère des bords, les phalangettes sont distinguées, 1° en celle du premier orteil, sur laquelle le bord interne, plus courbe, plus long, plus mince, plus lisse, ne sépare pas distinctement les faces ; le bord externe, moins courbe, plus court, plus épais, rugueux, limitant assez nettement les faces du côté plantaire ; 2° en celle du deuxième orteil, sur laquelle le bord interne, plus droit, plus court, moins lisse, sépare les faces par une crête saillante ; le bord externe, plus courbe, plus long, ne sépare pas aussi nettement les faces ; 3° en celles des trois derniers orteils, sur lesquelles le bord interne, moins courbe, plus long, ne sépare pas les faces aussi distinctement que le bord externe, qui présente une crête rugueuse. Le caractère est mieux marqué sur la phalangette du cinquième orteil que sur celle du quatrième.

CARACTÈRES DE DIMENSIONS.

Phalanges des doigts. — Le volume général ou la somme des dimensions est plus considérable sur la phalange du médius que sur celles des autres doigts. Le volume diminue successivement sur les phalanges de l'annulaire, de l'index, du pouce et de l'auriculaire. La longueur, plus grande sur celle du médius, est successivement moindre sur les phalanges de l'annulaire, de l'index, de l'auriculaire et du pouce. La largeur a son maximum plus considérable sur les phalanges des trois premiers doigts que sur celles des deux derniers, son minimum plus grand sur celles des trois doigts moyens que sur celle du pouce sur laquelle il est plus grand que sur la phalange de l'annulaire. L'épaisseur est égale sur les cinq phalanges, excepté pour son minimum qui est moindre sur celle de l'auriculaire que sur les autres.

La phalange de l'auriculaire est la seule sur laquelle le minimum de l'épaisseur ne soit pas plus de la moitié du maximum. Le minimum de l'épaisseur comparé à la longueur est comme 1 à 5 sur la phalange du pouce, à 6 sur celles de l'index et de l'auriculaire, à 7 sur celles du médius et de l'annulaire. La somme des quatre nombres de largeur et d'épaisseur sur la phalange du pouce est supérieure d'un quart au nombre de la longueur, tandis que sur les autres phalanges cette somme est à peu près égale au nombre de la longueur.

Phalangines. — La somme des dimensions est plus grande sur la phalangine du médius que sur les autres; elle diminue successivement sur celles de l'annulaire, de l'index et de l'auriculaire. La phalangine du médius est à la fois la plus longue, la plus large et la plus épaisse. La longueur est successivement moindre sur celles de l'annulaire, de l'index et de l'auriculaire. La largeur, égale sur celles de l'index et de l'annulaire, est moindre sur celle de l'auriculaire. L'épaisseur, égale sur celles de l'index et de l'auriculaire, est un peu plus grande sur celle de l'annulaire.

La phalangine de l'annulaire est la seule sur laquelle le maximum de l'épaisseur soit plus du double du minimum. Ce minimum, comparé à la longueur, est comme 1 à 6 sur les phalangines de l'index et du médius, à 7 sur celle de l'annulaire, à 5 sur celle de l'auriculaire. Sur la phalangine de l'index seule le maximum de l'épaisseur n'est pas plus considérable que le minimum de la largeur. Nous avons déjà vu aussi que la somme des quatre nombres de largeur et d'épaisseur excède celui de la longueur, d'un quart environ sur la phalangine de l'annulaire, de plus d'un quart sur celle du médius, de plus d'un tiers sur celle de l'index, de près de moitié sur celle de l'auriculaire.

Phalangettes. — La phalangette du pouce l'emporte sur les autres par toutes les dimensions; puis vient celle du médius qui est un peu supérieure à celle de l'annulaire par la longueur et le minimum de l'épaisseur; celle de l'annulaire l'emporte sur celle de l'index par la longueur, le maximum de la largeur et de l'épaisseur; celle de l'index est supérieure à celle de l'auriculaire par la longueur et la largeur.

Le minimum d'épaisseur, comparé à la longueur, est comme 1 à 5 sur la phalangette du médius, comme 1 à 6 sur les autres. Le minimum de largeur est, sur la phalangette du pouce, supérieur, sur celle de l'index, égal, sur celles des autres doigts, inférieur au maximum de l'épaisseur. Le minimum de la largeur est plus de moitié du maximum sur la phalangette du pouce ; il est la moitié du maximum sur celle de l'index ; il est moins de la moitié du maximum sur celles des trois derniers doigts. Le minimum d'épaisseur n'est que la moitié du maximum sur la phalangette de l'annulaire ; sur les autres, le minimum de l'épaisseur est plus que la moitié du maximum.

Phalanges des orteils. — La somme des dimensions est plus grande de moitié environ sur la phalange du premier orteil que sur les autres; elle est successivement moindre sur celles du deuxième, du troisième, du cinquième et du quatrième orteil. La longueur décroît de la phalange du premier orteil à celle du cinquième. La phalange du premier orteil est aussi la plus large et la plus épaisse; la largeur est un peu plus grande sur celle du deuxième orteil que sur celle du cinquième, et un peu plus sur cette dernière que sur celles des troisième et quatrième orteils; l'épaisseur est un peu plus grande sur celle du deuxième orteil que sur celle du troisième, sur laquelle elle est un peu plus grande que sur celles des deux derniers orteils.

Le minimum de l'épaisseur comparé à la longueur est comme 1 à 4 sur la phalange du premier orteil, 1 à 6 sur les autres. Le minimum de la largeur forme les deux tiers du maximum sur la phalange du premier orteil; il en est moins de la moitié sur les autres. Le minimum de l'épaisseur est plus de la moitié du maximum sur la phalange du premier orteil; il en est la moitié sur celle du deuxième orteil; il en est moins de la moitié sur celles des trois derniers orteils. Le minimum de l'épaisseur est inférieur à celui de la largeur sur les phalanges des premier et cinquième orteils; le minimum de l'épaisseur et celui de la largeur sont égaux sur les phalanges des trois orteils moyens. La somme du maximum et du minimum de la largeur sur la phalange du premier orteil est d'un tiers plus grande que celle du maximum et du minimum de l'épaisseur; tandis que sur les phalanges des quatre derniers orteils les deux sommes sont à peu près égales. Le minimum de largeur est égal ou un peu inférieur au maximum de l'épaisseur sur la phalange du premier orteil, tandis que sur celles des quatre derniers orteils, le minimum de largeur est moins que la moitié, ou est la moitié environ du maximum de l'épaisseur.

Phalangines. — La somme des dimensions est d'autant plus grande que la phalangine est d'un orteil placé plus en dedans. La longueur est aussi d'autant plus grande que la phalangine est plus interne. La largeur a un maximum un peu plus grand sur la phalangine du deuxième orteil et un peu plus petit sur celle du cinquième que sur les deux autres, sur lesquelles ce maximum est représenté par un nombre égal qui est aussi celui du minimum sur toutes les phalangines.

Le minimum de l'épaisseur n'est pas le tiers de la longueur sur la phalangine du deuxième orteil; il n'en est pas la moitié sur celle du troisième orteil; il en est plus de la moitié sur celle du quatrième; il en est les quatre cinquièmes sur celle du cinquième orteil. Le maximum de l'épaisseur est égal au minimum de la largeur sur les phalangines des deuxième et quatrième orteils; il lui est supérieur sur la phalangine du troisième orteil; il lui est inférieur sur celle du cinquième orteil, la seule aussi sur laquelle le maximum et le minimum de la largeur soient égaux. Le minimum de la largeur est plus que la moitié de la longueur sur la phalangine du deuxième orteil; il en est le tiers sur celle du troisième; sur celle du quatrième, ce minimum égale la longueur qu'il dépasse sur celle du cinquième. La somme des quatre nombres de largeur et d'épaisseur dépasse le nombre de la longueur de plus de moitié sur la phalangine du deuxième orteil, de près de deux tiers sur celle du troisième orteil, de près des trois quarts sur celle du quatrième orteil, de près des quatre cinquièmes sur celle du cinquième orteil.

Phalangettes. — Le total des dimensions, sur la phalangette du premier orteil, est le double de ce qu'il est sur les autres. Toutes les dimensions sur les phalangettes des deuxième et troisième orteils sont les mêmes, excepté pour le maximum de l'épaisseur qui est plus grand sur celle du troisième que sur celle du deuxième; la phalangette du quatrième orteil est moins longue que celle des trois premiers orteils; elle est plus longue et plus large que celle du cinquième orteil; l'épaisseur est égale sur les phalangettes des deux derniers orteils.

Le minimum de l'épaisseur comparé à la longueur est comme 1 à 4 sur la phalangette du premier orteil, à 2 1/2 sur celles des deuxième et troisième orteils, à 3 sur celles des deux derniers orteils. Le minimum de la largeur est la moitié du maximum sur les phalangettes des trois premiers orteils, moins de la moitié sur celle du quatrième, plus de la moitié sur celle du cinquième. Le maximum de la largeur est inférieur à la longueur sur les phalangettes des premier et cinquième orteils; il est égal à la longueur sur celles des deuxième et troisième orteils; il est supérieur à la longueur sur celle du quatrième orteil. Le maximum de l'épaisseur, comparé au minimum de la largeur, lui est inférieur sur la phalangette du premier orteil, lui est égal sur celles des deuxième et cinquième orteils, lui est supérieur sur celles des troisième et quatrième orteils.

Conclusions. — Par chacun des caractères de plan et de configuration, les extrémités du diamètre transverse des phalanges sont différenciées l'une de l'autre, et les phalanges d'un côté sont ainsi distinguées de celles du côté opposé. Si quelques uns de ces caractères font défaut sur certaines phalanges, les autres suffisent pour la distinction. De plus, par la combinaison, sur chaque phalange, des divers caractères, soit de plan, soit de configuration, et aussi par les caractères de dimensions, il est possible de résoudre les autres problèmes de distinction des phalanges; de sorte qu'une des 56 phalanges étant donnée, non seulement on peut reconnaître si elle est une première phalange, ou une phalangine, ou une phalangette, des doigts ou des orteils, du côté droit ou du gauche, mais encore on peut dire à quel doigt ou à quel orteil cette phalange appartient.

ARTICULATION DES DEUX PREMIERS OS MÉTATARSIENS ENTRE EUX.

Plusieurs anatomistes de la fin du siècle précédent admettaient sans restriction que les deux premiers os du métatarse s'articulent ensemble par les côtés correspondants de leur extrémité postérieure; Winslow, Sabatier, Portal, indiquent cette articulation. Ensuite, Gavard n'en parle plus ; Boyer dit que le premier os du métatarse touche au second sans s'articuler avec lui, et que ces deux os sont unis par une substance ligamenteuse, courte et serrée, qui va de l'un à l'autre. Suivant Bichat, le premier os du métatarse fait seul exception à la disposition générale des autres métatarsiens qui s'articulent entre eux par leur extrémité postérieure au moyen de petites facettes cartilagineuses contiguës. D'après H. Cloquet, le premier os du métatarse ne s'articule pas immédiatement avec le second. M. Cruveilhier dit que sur le pourtour de l'extrémité postérieure du premier métatarsien, il n'existe aucune facette articulaire, et il ajoute : Cette disposition, qui s'observe aussi dans le premier métacarpien, constitue, pour le premier os du métatarse, un caractère spécial qui, joint à la circonstance de son énorme volume, le différencie de tous les autres métatarsiens. Blandin également n'admet les articulations métatarsiennes postérieures que pour les quatre derniers os métatarsiens. M. Sappey indique aussi au nombre des caractères différentiels du premier os métatarsien l'absence de facettes articulaires sur les parties latérales de son extrémité tarsienne. Cependant, voici des auteurs modernes qui ne rejettent plus aussi absolument l'articulation entre les deux premiers os métatarsiens : S. T. Sœmmerring (*Encyclopédie anatomique*, *Ostéologie*, p. 177) s'exprime ainsi : « Quelquefois on aperçoit sur le premier os métatarsien, à l'extrémité postérieure et dans le milieu de la partie latérale, une surface incrustée de cartilage, qui s'adapte au deuxième métatarsien. » M. Robert, dans sa thèse de concours, 1850, sur les amputations du pied, donne les résultats de recherches de M. Auzias, concernant les variétés des articulations de ce membre ; d'après ces recherches, l'articulation des deux premiers os métatarsiens se rencontrerait une fois sur dix pieds.

Nous avons voulu constater, par des faits nombreux, la disposition des rapports qui existent entre les deux premiers os métatarsiens à leur extrémité postérieure, et voici nos résultats : sur cent dix pieds différents par l'âge, le sexe, la force des sujets, une véritable articulation de contiguïté, avec cartilages diarthrodiaux sur les deux os, s'observait

94 fois; sur les seize autres pieds nous avons conclu à l'absence de l'articulation, pour quelques uns de ces pieds, les facettes articulaires n'étant pas suffisamment caractérisées, et pour les aûtres la connexion entre les deux os étant bien telle que Boyer l'a décrite.

Sur les quatre-vingt-quatorze pieds dont les deux premiers os métatarsiens s'articulaient positivement l'un avec l'autre, l'étendue des surfaces n'était pas égale pour tous : sur quatre-vingts de ces pieds, les dimensions des surfaces cartilagineuses ont été mesurées avec soin par **M. J.** Guyot, qui a trouvé pour moyenne du diamètre vertical de ces surfaces 6 millim. $\frac{1}{8}$, et pour moyenne du diamètre antéro-postérieur, 4 millim. $\frac{1}{10}$. 34 fois les diamètres étaient, le vertical de 10 à 12, et même 15 millim., et l'antéro-postérieur moitié moindre ; dans des cas rares, ce dernier diamètre l'emportait sur le vertical ; sur vingt-six des quatre-vingts pieds mesurés, les diamètres des facettes articulaires avaient moins de 3 millim.

Quoi qu'il en soit, on voit, par ces résultats, que nous devons conclure qu'il existe ordinairement une articulation véritable entre les deux premiers os métatarsiens, à leur extrémité postérieure, et que l'absence de cette articulation est exceptionnelle, puisque cette absence n'a lieu réellement que tout au plus une fois sur dix.

Cette articulation a d'ailleurs la même disposition que celles qui sont décrites pour les autres os métatarsiens entre eux à leur extrémité postérieure ; toutefois les surfaces de l'articulation des deux premiers métatarsiens sont pourvues d'une synoviale généralement plus lâche, plus épaisse et ne communiquant que rarement avec celle des articulations tarso-métatarsiennes. Un rapport particulier à l'articulation des deux premiers métatarsiens entre eux est celui qu'elle affecte avec l'artère et les veines pédieuses qui contournent sa demi-circonférence antéro-supérieure, en traversant le premier espace interosseux du métatarse. Remarquons aussi que l'existence de cette articulation, sans analogue au métacarpe, est en conformité avec la différence qui existe entre la main et le pied relativement au ligament étendu entre les têtes des os métacarpiens et métatarsiens ; on sait, en effet, que le ligament métacarpien transverse ne s'étend qu'aux quatre derniers os métacarpiens, tandis que le ligament métatarsien transverse est commun aux cinq os du métatarse.

Du reste, l'articulation qui nous occupe, présentant, comme on l'a vu, le grand diamètre de ses surfaces dirigé verticalement, c'est également dans ce dernier sens que se passent les mouvements les plus étendus ; pendant l'application de la plante du pied au sol, que le premier métatarsien touche par les apophyses plantaires de ses extrémités, le second métatarsien, dont l'extrémité postérieure est moins saillante en bas, descend en glissant sur le premier métatarsien, qui de son côté éprouve un mouvement ascendant. Des mouvements analogues se passent entre les deux os pendant la flexion et l'extension du pied. On comprend de même comment peuvent avoir lieu les mouvements plus bornés dans le sens horizontal.

MUSCLES LOMBRICAUX.

L'opinion des anatomistes ne nous paraissant pas encore bien fixée, ni sur la manière suivant laquelle les quatre muscles lombricaux sont répartis ordinairement entre les doigts, ni sur les variétés que ces muscles présentent à leur extrémité digitale, dans le but de faire cesser le vague et les contradictions à ce sujet, nous avons examiné avec soin la distribution digitale des lombricaux de cent mains différentes.

Sabatier, Gavard, Boyer, Bichat et d'autres auteurs parlent des variétés des lombricaux aux doigts, comme si les quatre muscles participaient à ces variétés, tandis que nous avons constamment vu les deux premiers de ces muscles se porter invariablement au côté radial de l'index et du médius. Sabatier, de plus, prétend que le nombre des lombricaux peut varier, ce que nous n'avons pas remarqué ; seulement nous avons vu, deux fois, le quatrième lombrical si grêle, qu'il aurait pu échapper à une recherche peu attentive.

La distribution ordinaire des quatre muscles lombricaux consiste en ce qu'ils vont au côté radial des quatre derniers doigts ; c'est la disposition que nous avons observée sur cinquante-cinq des cent mains qui ont servi à nos recherches, résultat non conforme à l'opinion de M. Cruveilhier, qui admet que le troisième lombrical se porte le plus souvent au côté cubital du médius.

Des quarante-cinq autres mains, il y en avait : 1° dix sur lesquelles les deux derniers lombricaux à la fois offraient une terminaison digitale différente de celle que nous considérons comme ordinaire ; 2° vingt-cinq sur lesquelles le troisième lombrical seul avait cette terminaison différente, et 3° dix sur lesquelles le quatrième lombrical, seul aussi, présentait une terminaison non ordinaire. D'où il suit que le troisième lombrical varie dans un tiers environ des cas, ou trente-cinq fois sur cent, et le quatrième lombrical seulement dans un cinquième des cas, ou vingt fois sur cent.

Les variétés que peuvent présenter les troisième et quatrième lombricaux se distinguent en deux espèces bien différentes pour la fréquence et pour l'importance physiologique : ainsi l'une de ces variétés, bien plus fréquente que l'autre, consiste en ce que le muscle au niveau de la tête des os métacarpiens se bifurque, et par un de ses deux faisceaux se porte au côté radial du doigt auquel ce muscle est destiné dans la disposition ordinaire, l'autre faisceau se portant au côté cubital de l'autre doigt voisin. Dans la seconde espèce de variété, le muscle, au lieu d'aller au côté radial du doigt auquel il est destiné dans les cas réguliers, va au côté cubital de l'autre doigt correspondant; il y a alors une sorte de transposition de l'insertion terminale du muscle, et il s'ensuit qu'un doigt est privé de l'action de son lombrical au profit du doigt voisin, tandis que, dans la première variété, il y a seulement participation pour un doigt à la distribution d'un faisceau musculaire qui, d'ordinaire, est spécialement destiné à un autre doigt.

Sur les trente-cinq cas de variétés du troisième lombrical, vingt-six fois ce muscle se bifurquait et se distribuait en commun au côté radial de l'annulaire et au côté cubital du médius, et neuf fois il se portait au médius seulement. Sur les vingt cas de variétés du quatrième lombrical, treize fois ce muscle bifurqué se partageait entre le côté radial de l'auriculaire et le côté cubital de l'annulaire, et sept fois il allait uniquement à ce dernier.

Dans les cas de bifurcation, le faisceau allant au côté radial du doigt auquel le muscle est régulièrement destiné souvent est plus considérable que l'autre; rarement c'est le contraire. Du reste, on voit que dans toutes les variétés de bifurcation, l'insertion du muscle au côté radial du doigt auquel il appartient dans les cas normaux ne manque pas, et qu'en définitive la variété se réduit en la présence d'un faisceau surnuméraire pour le doigt voisin. Aussi, pourrait-on augmenter le nombre des cas normaux, du nombre des cas dans lesquels les deux derniers lombricaux ne sont que bifurqués, et alors on trouverait que, sur cent mains, le troisième lombrical, quatre-vingt-onze fois, va au côté radial de l'annulaire (vingt-six fois en donnant en même temps un faisceau au médius), et le quatrième lombrical, quatre-vingt-treize fois, va au côté radial de l'auriculaire (treize fois en donnant un faisceau à l'annulaire).

Au surplus, nous n'avons remarqué aucune solidarité entre les variétés de l'un des deux derniers lombricaux et celles de l'autre. Sur les dix mains dont les deux derniers lombricaux en même temps n'avaient pas la disposition ordinaire, cinq fois la variété consistait en une bifurcation des deux muscles, deux fois elle consistait en une bifurcation du troisième lombrical et en une transposition du quatrième, deux fois en une bifurcation du quatrième et en une transposition du troisième, enfin dans un cas, en une transposition des deux muscles.

La fréquence des variétés des deux derniers lombricaux est la même sur la main droite et sur la gauche; elle est la même dans les deux sexes.

Sur un grand nombre de pieds, nous n'avons jamais vu les lombricaux varier. Cependant Bichat, dit que les lombricaux du pied, pour leur insertion aux orteils, éprouvent des variations, quoique moins souvent que ceux de la main.

Nous terminons ce premier mémoire par nos recherches sur un point d'ostéologie de la tête jusqu'ici mal connu.

ARTICULATION SPHÉNO-MAXILLAIRE.

La partie inférieure du bord antérieur des grandes ailes du sphénoïde s'articule avec l'angle postérieur de l'éminence malaire des os maxillaires supérieurs. L'existence de cette articulation, qui se voit à l'extrémité antérieure de la fente orbitaire inférieure ou sphéno-maxillaire, fait que l'os malaire reste étranger à la formation de cette fente. Une autre conséquence de cette connexion du sphénoïde avec les deux os principaux de la mâchoire syncrânienne, est la possibilité d'une transmission directe au sphénoïde, des chocs qui sont imprimés aux os maxillaires supérieurs ou réciproquement.

Winslow et Sabatier sont, à notre connaissance, les seuls anatomistes qui admettent positivement l'existence d'une articulation entre le sphénoïde et les os sus-maxillaires; encore ne font-ils que l'indiquer, sans même expliquer dans quel point on l'observe. Cependant on retrouve une mention de l'articulation sphéno-maxillaire dans Boyer et H. Cloquet; mais ces auteurs la considèrent comme une exception : le premier dit (t. I, p. 123) que le sphénoïde s'articule quelquefois avec les os maxillaires supérieurs, par le bord antérieur de ses grandes ailes, mais que cela est rare. D'ailleurs, Boyer admet que la fente sphéno-maxillaire est composée en partie par l'os malaire, ce qui exclut, de la part de cet anatomiste, l'admission de l'articulation sphéno-maxillaire. H. Cloquet s'exprime ainsi (t. I, p. 61): Quelquefois le sphénoïde s'articule avec les os maxillaires supérieurs par des inégalités qui se rencontrent vers la réunion des apophyses ptérygoïdes avec la face orbito-nasale. Du reste, d'après H. Cloquet, comme d'après Boyer et Gavard, Bichat, MM. Cruveilhier, Blandin et Sappey, le malaire entre dans la composition de la fente orbitaire inférieure, et par conséquent tous ces anatomistes rejettent l'existence de l'articulation sphéno-maxillaire.

Afin de fixer notre opinion à cet égard, sur trois cent soixante-quinze têtes d'une collection faite par M. le professeur Serres, dans le musée de l'amphithéâtre des hôpitaux, nous avons recherché quelle connexion existe entre le sphénoïde et les os maxillaires supérieurs. La disposition n'étant pas toujours la même à droite et à gauche sur la même tête, nous devons indiquer les résultats obtenus sur les sept cent cinquante côtés droits et gauches des trois cent soixante-quinze têtes examinées.

L'articulation manquait à droite et à gauche sur cent cinq têtes;

elle manquait d'un seul côté sur quatre-vingt-sept têtes ; au total deux cent quatre-vingt-dix-sept cas d'absence. Sur les quatre cent cinquante-trois autres côtés, l'articulation avait lieu dans les conditions suivantes : sur cent soixante-dix-huit têtes elle existait à droite et à gauche ; toutefois, sur trente et une de ces têtes, l'articulation d'un côté, et sur vingt-huit autres têtes, l'articulation des deux côtés, se faisait par l'intermédiaire d'un os surnuméraire ; enfin, sur quatre-vingt-dix-sept têtes, l'articulation n'existait que d'un seul côté, et alors quarante fois elle avait lieu au moyen d'un os surnuméraire. De sorte que des quatre cent cinquante-trois articulations, cent vingt-sept se faisaient par un os surnuméraire, et trois cent vingt-six étaient immédiates ou sans l'intermédiaire d'os surnuméraire. L'on voit donc que le nombre des cas dans lesquels l'articulation existait étant bien supérieur à celui des cas d'absence, nous devons conclure que le sphénoïde et les os maxillaires supérieurs s'articulent ensemble. Nous sommes d'autant plus fondé à adopter cette opinion, qu'un certain nombre des têtes que nous avons examinées ne provenaient pas de sujets adultes, et que nous avons constaté qu'avant le développement complet, l'articulation manque le plus ordinairement, et qu'au contraire la fréquence de son existence s'observe dans une proportion croissante en raison directe de l'âge.

Du reste, l'étendue de cette articulation le plus souvent est de 7 à 8 millimètres. Nous l'avons vue quelquefois de 15 et jusqu'à 18 millimètres. Souvent elle n'est que de 2 à 3 millimètres ; elle peut même se trouver réduite à 1 millimètre.

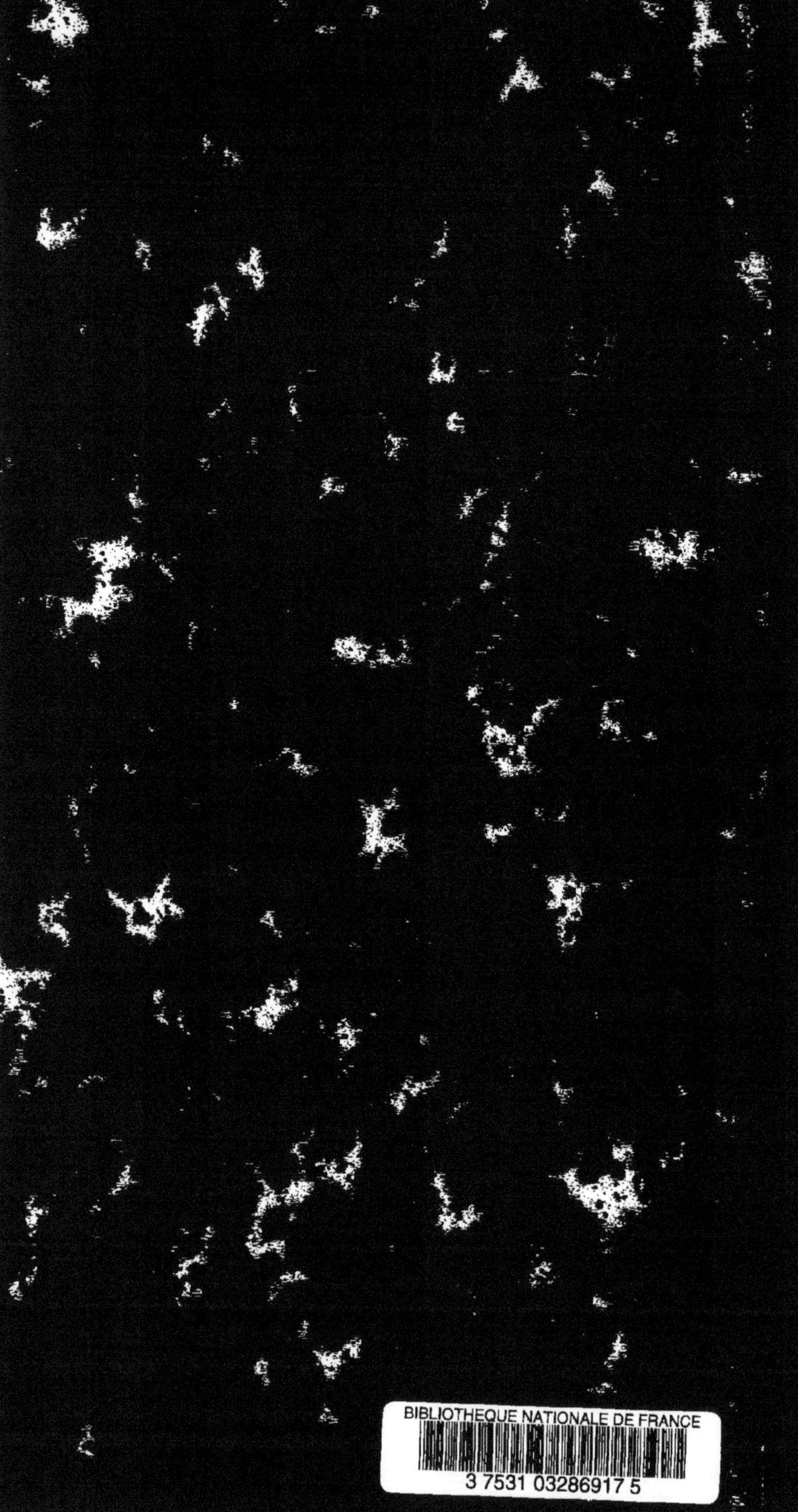

www.ingramcontent.com/pod-product-compliance
Ingram Content Group UK Ltd.
Pitfield, Milton Keynes, MK11 3LW, UK
UKHW012105240726
13965UKWH00004B/1546

9 782013 475853